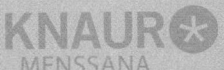

MARIO ALTHAUS * SABINE PORK

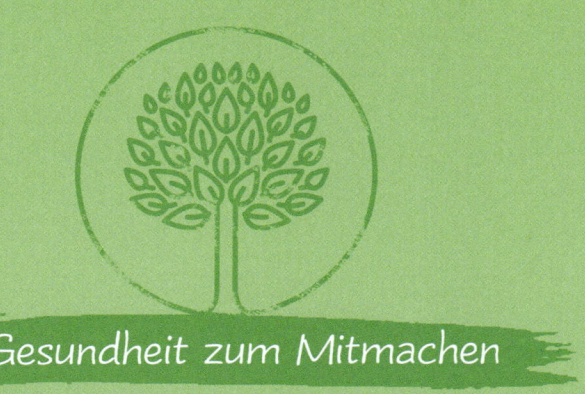

Gesundheit zum Mitmachen

Hilfe bei
DIABETES

✔ Selbst aktiv werden
✔ Beschwerden lindern und heilen
✔ Lebensqualität steigern

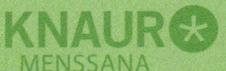

MENSSANA

VORWORT

»Eigentlich geht es mir gut, doch mein Arzt sagt, dass ich etwas ändern muss. Auch muss ich mir ständig von Angehörigen und Bekannten anhören, dass ich dieses oder jenes doch nicht darf. Oder sie machen mir wegen des Essens ein schlechtes Gewissen. Jetzt bekomme ich sogar Medikamente für meinen Zucker, obwohl ich schon andere Pillen schlucken muss. Mehr Sport soll ich auch machen, aber eine Sportskanone war ich noch nie … Manchmal möchte ich einfach in Ruhe gelassen werden!«

Erkennen Sie sich wieder?

Mit diesem Ratgeber möchten wir nicht nur Wissen vermitteln, sondern Sie als Betroffene auch verständnisvoll unterstützen, damit Sie mit der Erkrankung Diabetes besser zurechtkommen. Entdecken Sie Möglichkeiten, für sich etwas Gutes zu tun. Wie Sie sehen werden, ergänzen sich schulmedizinische und naturheilkundliche Herangehensweisen in vielfältiger Art und Weise.

Heutzutage ist Diabetes sehr gut behandelbar. Die wichtigsten Informationen dazu finden Sie gebündelt in diesem Buch. Der Diabetesberater Mario Althaus und die Diplom-Ökotrophologin Sabine Pork teilen mit Ihnen ihre langjährigen Erfahrungen. Die Themen reichen von allgemeinen Therapiemöglichkeiten über eine bessere Ernährungsweise und Ideen für vermehrte Bewegung bis hin zur praktischen Bewältigung von Alltagsproblemen und zum Umgang mit Stress.

All das ist alltagstauglich und nachvollziehbar für Sie aufbereitet. Unser Motto: Hilfestellung auf den Punkt gebracht.

Behalten Sie Ihre Selbstständigkeit und Ihre gewohnte Lebensqualität!

Was ist Diabetes?

Diabetes mellitus (auch Zuckerkrankheit genannt) ist eine zwar nicht vollständig heilbare, aber gut zu behandelnde Stoffwechselerkrankung. Wie Sie entsteht, darüber wollen wir Sie informieren, bevor wir Sie einladen, selbst einmal eine Bestandsaufnahme Ihrer heutigen Situation zu machen.

Unsere Nahrung gelangt nach dem Essen in den Magen und anschließend in den Dünndarm. Dort wird sie in ihre Bestandteile zerlegt. Stärke aus z. B. Brot und Kartoffeln (die von Natur aus kohlenhydratreich sind) wird im weiteren Verlauf zu Zucker abgebaut. Die Zuckermoleküle sind so klein, dass sie durch die Darmwand ins Blut gelangen. Aus der Scheibe Brot ist sozusagen der Blutzucker geworden. Dieser Blutzucker wird als Energieträger dann weiter in die Zellen geschleust, denn nur dort kann seine Energie genutzt werden. Insulin dient dabei als Schlüssel, indem es hilft, den Zucker in die Zellen zu schleusen. In der Zelle angekommen, wird der Zucker in Energie umgewandelt.

Bei einem Menschen mit Diabetes ist dieser Prozess gestört. Das kann mehrere Ursachen haben: Entweder wird zu wenig Insulin im Körper produziert (Insulinmangel), oder das Insulin hat in seiner Wirkung nachgelassen (Insulinresistenz). Oft liegt sogar eine Kombination aus beidem vor. Dadurch gelangt der Zucker nur schwer und in kleinen Mengen oder gar nicht in die Zellen hinein und reichert sich im Blut immer mehr an. Die Folge ist ein erhöhter Blutzucker.

Eine schlechte Insulinwirkung nennt man auch Insulinresistenz.

Diabetes mellitus = »honigsüßer Durchfluss«

Wenn sehr viel Zucker im Blut ist, versucht der Körper sich zu helfen, indem er den überschüssigen Zucker über den Urin ausscheidet. Dies geschieht bei einem Blutzucker über 180 mg/dl (10,1 mmol/l). Dieser Effekt ist mit Teststreifen sehr einfach nachweisbar. Die Medizin spricht dann von der »Nierenschwelle«. Bei diesem Prozess verliert der Körper nicht nur sehr viel Zucker (und damit Energie in Form von Kalorien), sondern auch Flüssigkeit und Mineralstoffe. Deshalb spüren viele Menschen bei sehr hohen Blutzuckerwerten die Symptome Durst, Harndrang, Müdigkeit, manchmal auch Gewichtsabnahme und Wadenkrämpfe. Auch wenn es sich im ersten Moment gut anhört, dass man über den Urin viele Kalorien verliert, ist es auf lange Sicht doch sehr ungesund für die Nieren.

Was ist ein normaler Blutzucker?

Der Blutzuckerspiegel liegt normalerweise zwischen 60 und 140 mg/dl (3,3–7,8 mmol/l). Bei Werten unter 60 mg/dl (3,3 mmol/l) spricht man von einer Unterzuckerung, und bei Werten, die höher als 140 mg/dl (7,8 mmol/l) liegen, spricht man von einer Überzuckerung. Auch wenn 100 mg/dl (5,6 mmol/l) die goldene Mitte ist, so sollte Ihr individueller Blutzucker-Zielwert mit Ihrem Behandlungsteam besprochen werden. Es gibt nämlich manchmal gute Gründe, von den genormten Werten abzuweichen.

Unterzuckerung = Hypoglykämie
Überzuckerung = Hyperglykämie

Diabetes? Eine Typfrage!

Alle Diabetes-Typen haben eines gemeinsam: Die Körperzellen können den Blutzucker gar nicht oder nur schwer aufnehmen. In der Folge bleibt der Zucker in der Blutbahn und der Spiegel steigt im Laufe der Zeit weiter an. In der Medizin teilt man Diabetes nach der Erkrankungsursache in verschiedene Kategorien ein. Das hat den Vorteil, dass das Behandlungsteam viel schneller und besser weiß, welche Therapie für den Betroffenen geeignet ist. Um Ihnen einen kurzen Überblick zu verschaffen, erläutern wir im Folgenden die unterschiedlichen Typen.

Typ-1-Diabetes Beim Typ-1-Diabetes kann der Körper nicht (mehr) ausreichend Insulin herstellen. Der Grund für den Ausbruch der Erkrankung kann bis heute nicht völlig aufgeklärt werden. Man weiß jedoch, dass es sich um eine Autoimmunerkrankung handelt, bei der das Immunsystem Antikörper bildet. Diese Antikörper richten sich gegen die insulinproduzierenden Zellen in der Bauchspeicheldrüse oder gegen das körpereigene Insulin. Nach einiger Zeit liegt ein absoluter Insulinmangel vor. Patienten mit Typ-1-Diabetes sind in der Regel nicht übergewichtig, sondern eher normalgewichtig. Die Therapie bei Typ-1-Diabetes besteht darin, das fehlende Insulin zu ersetzen (Insulinspritze oder -pumpe).

Typ-2-Diabetes Bei diesem Diabetes-Typ ist das Hauptproblem eine gestörte Insulinwirkung. Zusätzlich kann ein Insulinmangel vorliegen. Im Gegensatz zum Typ-1-Diabetes haben Menschen mit einem Typ-2-Diabetes eine (wenn auch vielleicht geringere) eigene Insulinproduktion. Beim Typ-2-Diabetes besteht meist eine erbliche Vorbelastung. Deshalb findet sich in der Blutsverwandtschaft oft ebenfalls ein Typ-2-Diabetiker. Menschen, die an diesem Typ erkranken, sind in der Regel erwachsen und eher übergewichtig. Das Übergewicht spielt nämlich neben mangelnder Bewegung bei der Entstehung dieses Typs eine wesentliche Rolle. Ein Typ-2-Diabetes kann mit gesunder Ernährung, körperlicher Betätigung, Medikamenten und Insulinen gut behandelt werden.

Typ-3-Diabetes Neben einer Vererbung oder einer Autoimmunerkrankung gibt es noch zahlreiche andere Ursachen, die zu erhöhten Blutzuckerwerten führen können. Der Typ-3-Diabetes beschreibt diese sogenannten Sonderformen. Medikamente wie z. B. Cortison lassen den Blutzucker teilweise stark ansteigen. Auch kann eine Operation an der Bauchspeicheldrüse einen Diabetes entstehen lassen. Welche Therapie letztendlich bei diesem Diabetes-Typ angewendet wird, hängt von der jeweiligen Ursache ab.

Typ-4-Diabetes Dieser Diabetes-Typ wird auch Schwangerschafts- oder Gestationsdiabetes genannt. Während der Schwangerschaft schüttet der Körper bestimmte Hormone aus, die das körpereigene Insulin schlechter wirken lassen. Bei einigen Frauen, insbesondere wenn in der Familie schon Diabetes aufgetreten ist, sorgt diese verschlechterte Insulinwirkung für erhöhte Blutzuckerwerte. Neben körperlicher Betätigung und gesunder Ernährung mit vielen Ballaststoffen und zahlreichen kleinen Mahlzeiten kommt als Unterstützung dann nur noch Insulin infrage. Diabetes-Medikamente werden während einer Schwangerschaft nicht gegeben.

Sie sind nicht allein

Diabetes zählt nach Aussage des Robert Koch-Instituts zu den häufigen Stoffwechselerkrankungen. Man geht davon aus, dass in Deutschland über 7 Millionen Menschen einen Diabetes haben. Auch gehört Deutschland weltweit zu den zehn Ländern mit der höchsten Anzahl an Menschen mit Diabetes mellitus. Die allermeisten Diabetiker haben einen Typ-2-Diabetes. Weil immer mehr Menschen sich immer weniger ausreichend bewegen und immer übergewichtiger werden, steigt die Zahl der Typ-2-Diabetiker weiterhin rasant an.

Bestandsaufnahme

So fühle ich mich

....
....
....
....
....
....
....
....
....
....

Das möchte ich für mich ändern

....
....

Mein persönliches Ziel

Das möchte ich erreichen

....

....

....

....

....

....

....

....

....

....

Wer könnte mir helfen?

....

....

Bestandsaufnahme-Kuchen

So sind meine Aktivitäten verteilt

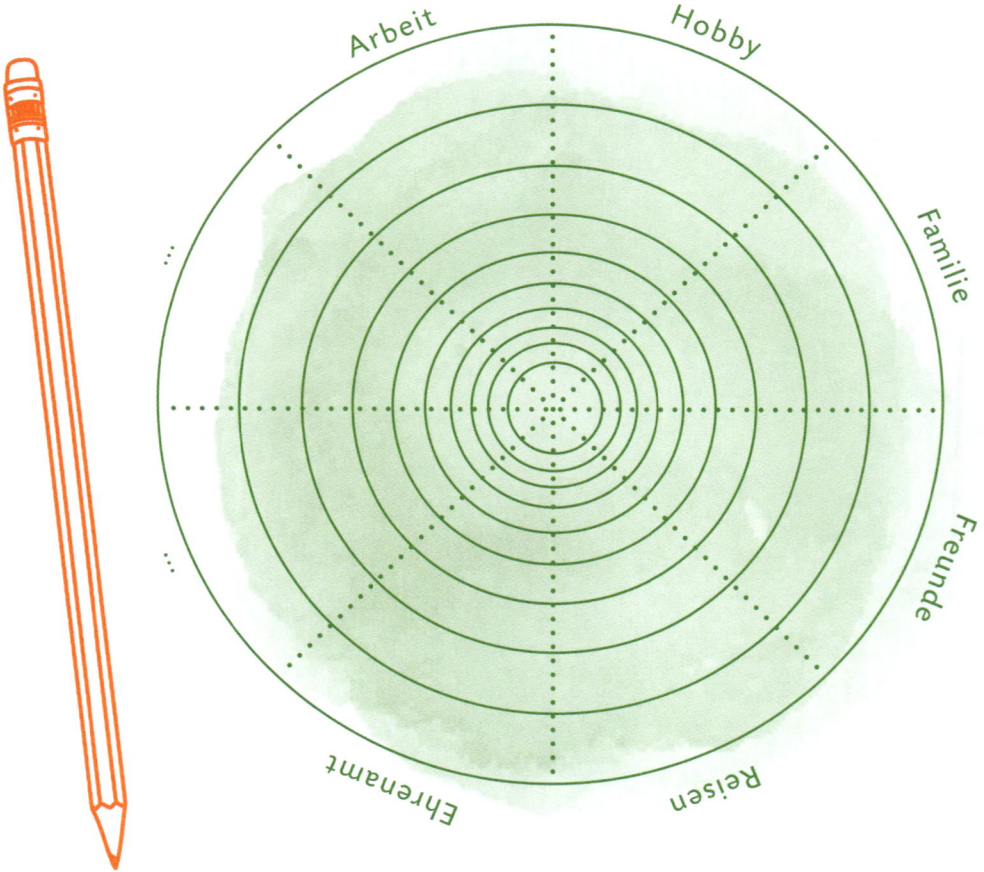

Schraffieren Sie das jeweilige Dreieck. Entscheiden Sie sich spontan, wie viel Zeit die jeweilige Aktivität in Ihrem Leben einnimmt.

Wunschzustand-Kuchen

So wünsche ich es mir

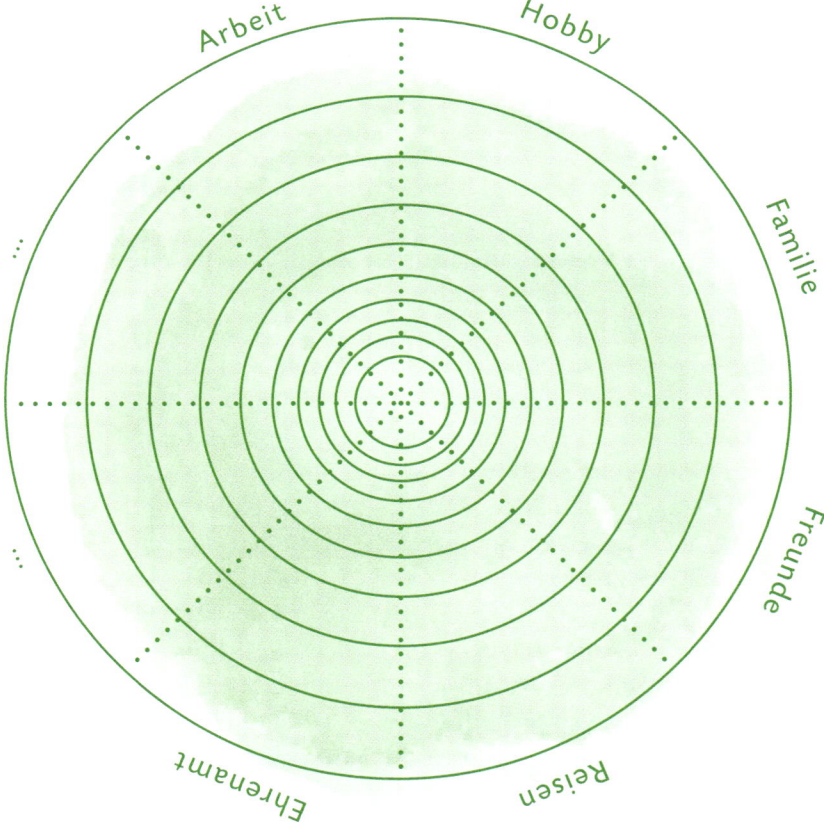

Schraffieren Sie wieder die jeweiligen Dreiecke und visualisieren Sie Ihren Wunschzustand.

Das hat mir gutgetan:

....

....

....

Zusammenfassung

Diese Einführung hat gezeigt: Diabetes ist eine Krankheit, die aus vielen verschiedenen Gründen und in vielen verschiedenen Formen auftreten kann. Welche Form auch immer auf Sie zutrifft: Sie haben vermutlich schon erfahren, dass diese Krankheit viel mit Ihrem Alltag und Ihrem sonstigen Leben zu tun hat. Nicht nur, weil sie den Alltag beeinträchtigt, sondern auch, weil Sie selbst enorm viel tun können, um besser mit ihr zu leben und zurechtzukommen. In den nächsten Kapiteln werden wir uns mit fünf Bereichen genauer beschäftigen: Lebensstil, Bewegung, Selbsthilfestrategien, sanften Hilfen aus der Pflanzenheilkunde und – bei diesem Thema ganz besonders wichtig – Ernährung. Eine ganzheitliche Medizin wird diese Bereiche immer mit einbeziehen und Ihre Fähigkeit zur Selbsthilfe stärken.

Dabei gilt freilich eine wichtige Vorsichtsregel. Sie lautet auf eine kurze Formel gebracht: **keine Alleingänge!** Welche Selbsthilfestrategien Sie auch immer nutzen, was auch immer Sie tun, um mit Ihrem Diabetes besser zu leben – halten Sie sich trotzdem an die Maßnahmen, die Ihr Arzt oder Ihr Behandlungsteam mit Ihnen besprochen hat. Und wenn Ihnen irgendwelche Begleiterscheinungen Ihrer Krankheit Sorgen machen: Gehen Sie bitte zum Arzt und lassen sie abklären. Sie sollten niemals – auch nicht mit den Hilfen, die wir Ihnen in diesem Buch vorstellen – eine notwendige ärztliche Behandlung hinauszögern oder gar nicht angehen. Gehen Sie bitte an dieser Stelle kein Risiko ein!

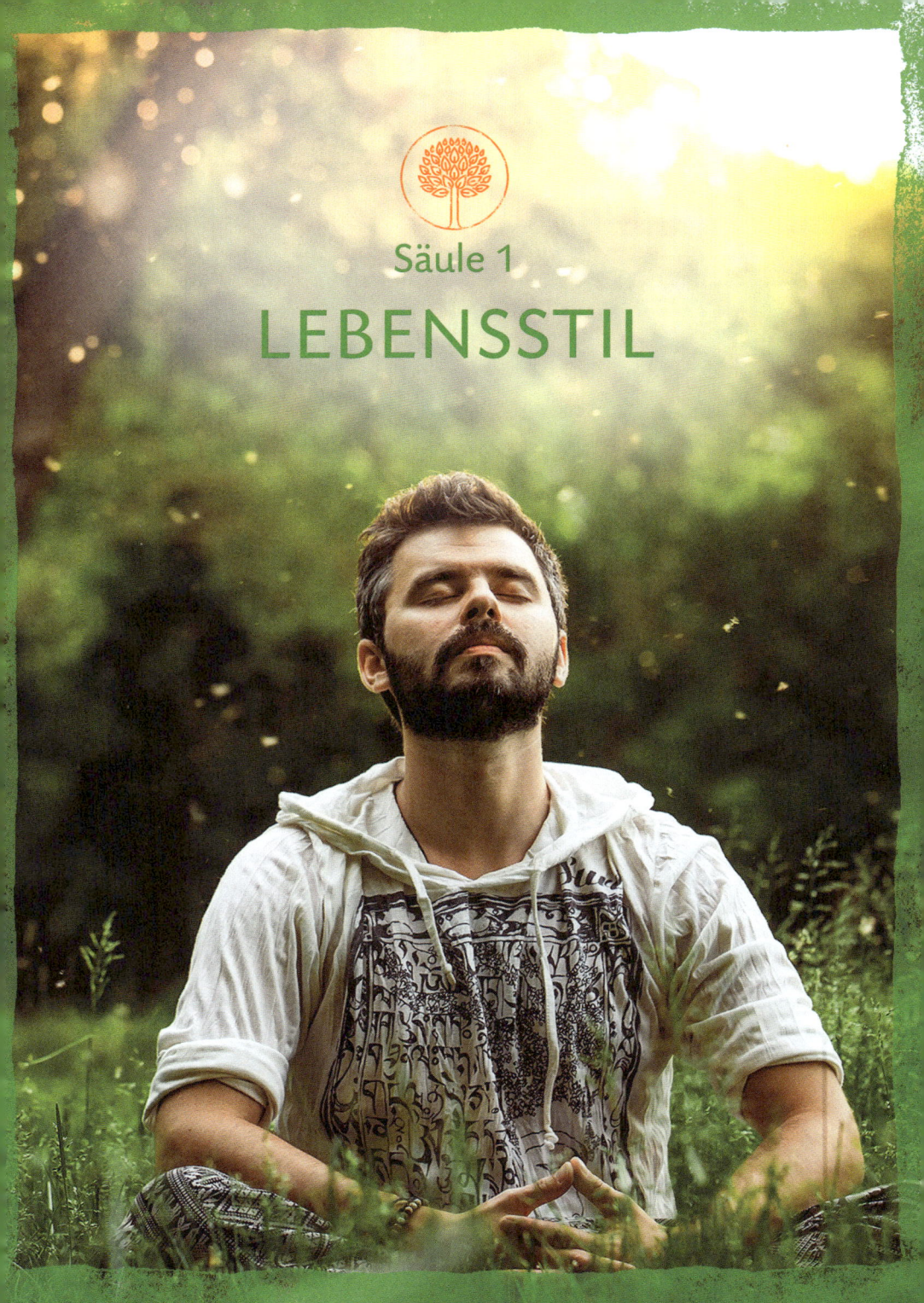

Säule 1

LEBENSSTIL

Leben mit Diabetes

Was auch immer Sie unternehmen: Am erfolgversprechends-
ten ist es, wenn Sie Freude am gesunden Leben entwickeln.
Dann ist das, was Sie für Ihre Gesundheit tun, nicht länger nur
eine lästige Verpflichtung, sondern etwas Sinnvolles, in Ihrem
Sinne Liegendes. Dies ist zwar auch ein Stück weit Typsache,
noch mehr jedoch eine Frage der Haltung und der Einstellung.

Behandlungsmöglichkeiten

Eine Lebensstiländerung hin zu vermehrter körperlicher Bewegung, ge-
sünderer Ernährung, Gewichtsabnahme (bei bestehendem Übergewicht)
und Vermeidung zusätzlicher Risikofaktoren wie Nikotin und Alkohol
hilft Ihnen auf jeden Fall, besser mit Ihrem Diabetes zu leben und Risiken
zu vermeiden.

Darüber hinaus stehen Medikamente und Insuline zur Verfügung, die
zur Senkung des Blutzuckers eingesetzt werden. Sie müssen allerdings individuell verschrieben und dosiert werden. Auch Kombinationen von Insulin und Tabletten sind möglich. Kontrollwerte sind der **Blutzucker** und
der **HbA1c** (Langzeitzucker). Wie bei anderen Medikamenten auch sollte
man darauf achten, so viel wie nötig und so wenig wie möglich einzuset-
zen. Genau deshalb sind Ernährung und Bewegung so wichtig. Auch ein
bewusster Umgang mit Stressbelastungen hilft, den Krankheitsverlauf
positiv zu beeinflussen.

Je besser der Diabetes eingestellt ist, desto geringer ist das Risiko von
Folgeerkrankungen. Vierteljährliche Kontrolltermine unterstützen Sie bei
der Therapiefindung und helfen Ihnen bei Fragen und Problemen. Überdies haben Sie dann das gute Gefühl, alles zu tun, was in Ihrer Macht
steht. Der Arzt kümmert sich um die Krankheit, Sie kümmern sich um
Ihre Gesundheit! Ein solch aktiver Umgang damit fördert die sogenannte
Resilienz, Ihre Widerstandsfähigkeit.

Gesundheitspass Diabetes

Im blauen Gesundheits-Pass Diabetes werden die Ergebnisse Ihrer Untersuchungen eingetragen, und Sie sehen auf einem Blick, wann welche Untersuchungen bei Ihnen anstehen. Auf einer Doppelseite ist immer ein ganzes Behandlungsjahr dokumentiert.

Sie sollten den Pass bei Arztterminen oder Krankenhausaufenthalten immer mit sich führen, damit Sie die wichtigsten Daten griffbereit haben.

Folgende Daten werden im Gesundheitspass Diabetes erfasst:

+ Gewicht
+ Blutdruck
+ Blutzucker
+ HbA1c
+ Eiweiße im Urin
+ Fußuntersuchung
+ Untersuchung der Nerven
+ Gefäßuntersuchung
+ EKG
+ Blutfette
+ augenärztliche Untersuchung

Wichtige Untersuchungen

Bei den regelmäßigen Kontrolluntersuchungen werden bestimmte Punkte immer wieder angesprochen. Die wichtigsten hier in aller Kürze:

■ Körpergewicht/Taillenumfang

Übergewicht ist ein entscheidender Einflussfaktor für Diabetes mellitus Typ 2. Eines der wichtigen Therapieziele liegt in der Gewichtsabnahme. Der Taillenumfang sollte dabei besonders beachtet werden, weil gerade das Bauchfett für uns am schädlichsten ist.

Blutdruck

Ein zu hoher Blutzucker ist ein Risikofaktor für die Entstehung von Herz-Kreislauf-Erkrankungen. Die Blutdruckeinstellung ist deshalb mindestens genauso wichtig wie die Blutzuckereinstellung. Die gute Nachricht: Alle Empfehlungen für Ernährung, Bewegung und Stressbewältigung in diesem Buch sind auch gut für den Blutdruck und damit für die Herz-, Gefäß- und Kreislaufgesundheit!

Blutzucker nüchtern und nach dem Essen

Nach dem Essen ist der Blutzucker meist höher als vor der Mahlzeit. Beide Werte sind wichtig. Steigt der Blutzucker nämlich nach den Mahlzeiten sehr stark an, kann es sowohl an der Art des Essens liegen als auch an der Therapie selbst.

HbA1c

Der HbA1c dient Ihnen zur Orientierung. Es zeigt den Durchschnitt Ihrer Blutzuckerwerte in den letzten drei Monaten. Wenn der HbA1c bei Ihnen gut ist, dann fühlen Sie sich auf die Schultern geklopft. Sollte er nicht so gut ausfallen, dann sehen Sie das Ergebnis einfach als Ansporn, mehr auf Ihren Blutzuckerspiegel zu achten.

Schwere Hypoglykämien

Eine Hypoglykämie ist eine Unterzuckerung. Von einer schweren Hypoglykämie wird gesprochen, wenn der Patient so stark unterzuckert, dass er sich nicht mehr selber helfen kann. So ein Zustand kann (lebens-)gefährlich sein. Dies soll natürlich überhaupt nicht vorkommen. Passiert es trotzdem, so muss unbedingt die Ursache dafür geklärt werden und ggf. eine Therapieanpassung erfolgen.

Häufigkeit der Selbstkontrolle

Es gibt Patienten, die messen ihren Blutzucker überhaupt nicht selbst, manche wiederum einmal pro Woche und einige sogar sieben Mal pro Tag. Es kommt immer auf die jeweilige Therapie und die aktuellen Lebensumstände an. Ihr Arzt bzw. Ihr Behandlungsteam wird das passende Verfahren mit Ihnen absprechen.

Spritzstellen

Spritzstellen, auch Lipodystrophien genannt, treten gelegentlich bei insulinpflichtigen Diabetikern auf. Zu seltener Nadel- und Spritzstellenwechsel sind hierbei oft die Verursacher. Diese Veränderungen im Unterhautfettgewebe sind zwar nicht bösartig, können allerdings dafür sorgen, dass das Insulin schlechter wirkt. Unerfreuliche Blutzuckerschwankungen sind dann die Folge.

Rauchen

Rauchen fördert neben Krebserkrankungen auch Durchblutungsstörungen. Es kann auch eine Nervenstörung weiter verschlechtern. Deshalb sollten Sie mit dem Rauchen aufhören!

Cholesterin/Triglyceride

Zu hohe Blutfettwerte erhöhen das Risiko für Gefäßschäden und Arteriosklerose (Arterienverkalkung).

Mikro-/Makroalbuminurie

Albumine sind Eiweiße. Werden sie mit dem Urin ausgeschieden, kann dies auf einen Nierenschaden hinweisen. Je nachdem, wie stark die Eiweißausscheidung ist, sollte dies von einem Nephrologen (Nierenarzt) untersucht werden.

Serum-Kreatinin /eGFR

Das Serum-Kreatinin wird bei einer Blutuntersuchung kontrolliert. Er kann Auskunft darüber geben, ob ein Nierenschaden vorliegt oder nicht. Es gibt viele Ursachen, die einen Kreatininanstieg begünstigen. Werden Medikamente für den Diabetes genommen, ist dies ein wesentlicher Faktor.

Augenbefund

Mindestens einmal im Jahr sollten Sie Ihre Augen ärztlich untersuchen lassen. Die Netzhaut besteht aus vielen kleinen Gefäßen, die nach langer Diabetes-Dauer geschädigt werden können. Eine frühe Diagnose beeinflusst (wie bei vielen Erkrankungen) den Heilungsverlauf.

● Körperliche Untersuchung (einschließlich Gefäße)

Ergebnisse einer Gefäßuntersuchung (Doppler-Sonografie) werden in dieser Rubrik im blauen Pass eingetragen.

● Fußinspektion

Die Füße sollten regelmäßig auf Verletzungen oder Fehlstellungen untersucht werden. Sinnvoll ist auch eine Begutachtung Ihrer Schuhe. Ergebnisse des Stimmgabeltests können hier vermerkt werden.

● Periphere/autonome Neuropathie

Bei einer peripheren Neuropathie haben die Betroffenen ein vermindertes Empfinden für Schmerz und Temperatur, vor allem an den Füßen. Missempfindungen wie Kribbeln können zusätzlich auftreten. Neuropathie bedeutet Nervenerkrankung. Von einer Polyneuropathie (PNP) spricht man, wenn viele Nerven erkrankt sind.

● Technische Untersuchungen

Dazu gehören z. B. Sonografie, EKG oder eine Langzeit-Blutdruckmessung. Diese sind Bestandteil der regelmäßigen Untersuchungen bei Diabetes. Wann und wie oft diese Untersuchungen erfolgen, wird vom Arzt individuell festgelegt.

● Wohlbefinden

Der Diabetes kann leider (auch im wahrsten Sinne des Wortes) auf die Nerven gehen. Ihr seelisches Wohlbefinden ist genauso wichtig wie gute Blutzuckerwerte. Sie sind unzufrieden mit der Behandlung? Sprechen Sie ruhig Ihr Behandlungsteam an.

Ihr Blutzuckerzielwert

Besprechen Sie mit Ihrem Diabetes-Team, welche Blutzuckerwerte für Sie sinnvoll sind. Normalerweise versucht man, annähernd die Blutzuckerwerte eines Nicht-Diabetikers zu erreichen.

Gute Blutzuckerwerte liegen zwischen 60 mg/dl und 140 mg/dl (3,3–

7,8 mml/l). Bei einem Wert von 100 mg/dl (5,6 mml/l) hätte man also die goldene Mitte getroffen. Es gibt jedoch Situationen, in denen es ratsam ist, andere Zielwerte anzustreben, z. B. vor dem Sport, vor einer langen Autofahrt, bei bestimmten Augenerkrankungen, bei häufigen Unterzuckerungen oder bei einer Umstellung der Therapie.

Kohlenhydrateinheit – Broteinheit – Berechnungseinheit

Eine Kohlenhydrateinheit, abgekürzt KE, ist die Berechnungseinheit für Kohlenhydrate. Eine KE entspricht dabei 10 bis 12 Gramm Kohlenhydraten (einfacher ist es, mit 10 Gramm zu rechnen). Das Gleiche gilt für Broteinheit oder Berechnungseinheit (BE). Also nur ein anderer Name, aber dieselbe Bedeutung. Wie der Name schon sagt, haben Kohlenhydrateinheiten (KE) nur etwas mit Kohlenhydraten zu tun. Fleisch oder Fisch, Butter oder Öl, sprich Eiweiß und Fette, müssen nicht berechnet werden. Die KEs nutzt man als Gegenwert zu der Menge an Kohlenhydraten, die man verzehren möchte. Das hilft bei der Insulinberechnung. Fast alle Typ-1-Diabetiker, aber auch viele Typ-2-Diabetiker berechnen ihre Insulinmenge mithilfe dieser Kohlenhydrateinheiten. Patienten, die nur Medikamente einnehmen müssen oder es schaffen, mit ausreichend Bewegung und gesunder Ernährung gute Blutzuckerwerte zu erreichen, müssen keine KE-Mengen berechnen.

Gut zu Fuß trotz Diabetes

Unsere Füße tragen unser Gewicht und machen uns mobil. Haben wir Probleme mit den Füßen, merken wir in unserem Alltag sehr schnell und deutlich, wie sehr das einschränkt. Deshalb ist es so sinnvoll, die Füße regelmäßig zu pflegen.
Drückende Schuhe, Hautverletzungen und Blasen an den Füßen stellen normalerweise kein Problem dar. Bei normaler Durchblutung heilen solche Bagatellverletzungen sowie Wunden schnell ab, und man kann nach kurzer Zeit wieder normal laufen. Bei langjährigem Diabetes jedoch kann

es im Lauf der Zeit zu Durchblutungsstörungen kommen. Das bedeutet, das Gewebe wird schlechter mit sauerstoffreichem Blut versorgt, und dann heilen Wunden schlechter ab. Auch können die Nerven bei Diabetes geschädigt werden. Das hat zur Folge, dass Verletzungen schlechter oder gar nicht bemerkt werden.

Probleme mit der Durchblutung

+ kalte Füße, blasse Haut
+ Schmerzen beim Laufen, Besserung durch Stehenbleiben
+ Wadenkrämpfe
+ schlecht heilende Wunden

Probleme mit den Nerven

+ Kribbelgefühl, Ameisenlaufen
+ trockene und rissige Haut
+ schmerzlose Wunden und Verletzungen
+ vermehrte Hornhautbildung
+ fehlendes oder abgeschwächtes Temperaturempfinden
+ Taubheitsgefühl

Vertrauen ist gut, Kontrolle ist besser

+ Kontrollieren Sie jeden Tag vor dem Schlafengehen Ihre Füße auf Veränderungen und Verletzungen.
+ Falls Sie schlecht Ihre Fußsohlen einsehen können, nehmen Sie einen Spiegel zu Hilfe.
+ Gibt es Anzeichen einer Entzündung (Rötung, Schwellung, Übererwärmung), gehen Sie gleich am nächsten Tag zum Arzt.
+ Kontrollieren Sie auch regelmäßig Ihre Schuhe auf eventuelle Fremdkörper.

Ein gepflegter Fuß ist ein guter Fuß

+ Waschen Sie täglich Ihre Füße mit nicht zu warmem Wasser.
+ Fußbäder sollten nicht länger als 5 Minuten dauern. Auch hier bitte die Temperatur vorher messen.
+ Achten Sie nach dem Waschen darauf, dass Ihre Füße gut abgetrocknet sind, ganz besonders zwischen den Zehen.
+ Nach dem Waschen das Eincremen nicht vergessen.
+ Entfernen Sie überschüssige Hornhaut mit einem Bimsstein.
+ Vermeiden Sie alles, was Ihre Füße verletzen könnte: Hornhauthobel, scharfe Klingen, spitze Scheren und Fuß-Deo.

Auf die richtigen Schuhe kommt es an

+ Falsches Schuhwerk kann zu Druckstellen und Verletzungen führen. Die Schuhe sollten ausreichend Platz bieten.
+ Weiches Oberleder ist besser als Gummi oder Plastik.
+ Hohe Absätze sind nicht empfehlenswert, sie fördern Druckstellen.
+ Weil die Füße in der Regel dazu neigen, im Lauf des Tages anzuschwellen, sollte man Schuhe eher nachmittags oder abends kaufen.
+ Nicht ohne Strümpfe gehen. Täglich frische Socken anziehen, am besten aus Baumwolle oder Baumwollmischgewebe. An kalten Wintertagen dürfen es natürlich auch Wollsocken sein.

. . . .UND DARAUF SOLLTEN SIE ACHTEN. . . .
Nicht alles, was uns die Werbung anpreist, ist gut für uns. Auch bei sogenannten Gesundheitsschuhen kann dies der Fall sein.
Diese können Ihnen sogar mehr schaden als nutzen. Auch Sandalen mit festem Korkfußbett und Lederriemen können zu Problemen führen.
Und die bequemen breiten und weichen Plastikpantoffeln können Füße zum Schwitzen bringen und somit Pilzinfektionen begünstigen.
Lassen Sie sich am besten von Ihrem Behandlungsteam oder einem orthopädischen Schuhmacher beraten.

Wenn von einer Operation die Rede ist

Die Deutsche Diabetes Gesellschaft empfiehlt, sich vor einem Eingriff eine Zweitmeinung einzuholen. Dazu haben Sie das Recht, und Sie sollten es für sich einfordern. Es wird in Deutschland leider immer noch viel zu oft operiert.

Was Sie selbst beitragen können

+ Eine gute Blutzucker- und Blutdruckeinstellung kann Fußprobleme verhindern oder den Heilungsprozess verbessern.
+ Nicht rauchen!
+ Bei akuten Wunden auf Ihr Behandlungsteam hören und auf konsequente Druckentlastung achten.
+ Verschriebene Entlastungsschuhe oder Einlagen auch tragen.
+ Sport und Bewegung unterstützen die Wundheilung. Wenn die Füße nicht belastet werden sollen, kann Oberkörpergymnastik (Sport im Sitzen) betrieben werden.
+ Wenn Nervenschädigungen und/oder Durchblutungsstörungen vorliegen, sollten Sie aufs Barfußgehen verzichten.
+ Keine Kompromisse beim Schuhekauf! Ihre Füße werden es Ihnen danken.
+ Tägliche Fußgymnastik fördert die Durchblutung der Füße und verbessert die Beweglichkeit.
+ Lassen Sie sich bei Bedarf die Füße von einer oder einem Podologen pflegen.

Besondere Situationen

Damit Sie vorbereitet sind, hier noch einige Hinweise auf besondere Situationen und den richtigen Umgang mit Notfällen. Informieren Sie bitte über diese Möglichkeiten auch Ihre Angehörigen.

Unterzuckerung (Hypoglykämie)

Bei einem Blutzuckerwert unter 60 mg/dl (3,3 mmol/l) liegt eine Unterzuckerung vor, die in jedem Fall behandelt werden sollte. Sie kann bei Menschen mit Diabetes auftreten, die entweder Insulin spritzen oder bestimmte Diabetes-Medikamente einnehmen.

ANZEICHEN FÜR EINE UNTERZUCKERUNG

+ Schweißausbruch, Zittern, Herzklopfen, Angstgefühl, Heißhunger, Kribbeln in den Lippen/Armen
+ Langsamkeit, Denkstörungen, Verwirrtheit, Wahrnehmungsstörungen, Sprachstörungen, weiche Knie
+ Bewusstlosigkeit

URSACHEN EINER UNTERZUCKERUNG
+ Haben Sie zu viel Insulin gespritzt?
+ Haben Sie zu wenig oder zu spät Kohlenhydrate gegessen?
+ Haben Sie sich körperlich sehr angestrengt?
+ Haben Sie eine größere Menge Alkohol getrunken?
+ Sind Sie mit einem niedrigen Blutzuckerwert schlafen gegangen?

MASSNAHMEN GEGEN UNTERZUCKERUNG
+ Erst essen, dann messen!
+ Nehmen Sie Traubenzucker, Saft oder ein Softgetränk (keine Light-Getränke mit Süßstoff!) zu sich.
+ Bei einer Unterzuckerung nach körperlicher Anstrengung auch Kohlenhydrate zu sich nehmen, die etwas länger verdaut werden müssen, z. B. eine Scheibe Brot.
+ Nach einer Unterzuckerung überlegen, warum es dazu gekommen ist. Dadurch versetzen Sie sich in die Lage, Unterzuckerung immer öfter zu vermeiden.

Urlaub

Normalerweise stellen Reisen heute für Diabetiker kein Problem mehr dar. Wichtig ist es jedoch, an eine ausreichende Versorgung für den Zeitraum Ihres Urlaubs zu denken und genügend Medikamente und Insulin dabeizuhaben.

Das Doppelte der benötigten Menge, als grobe Richtlinie, sollten Sie mitnehmen und am besten an verschiedenen Stellen in Ihrem Gepäck aufbewahren. Wenn nämlich doch mal ein Koffer woanders landet als Sie selbst, haben Sie immer noch eine ausreichende Sicherheitsreserve dabei.

Insuline müssen vor extremen Temperaturen geschützt werden. Vermeiden Sie extreme Kälte oder Hitze (z. B. ein Einfrieren oder starke Sonneneinstrahlung).

Der Blutzucker sollte gerade in den ersten Urlaubstagen häufiger gemessen werden. Andere Tagesabläufe und Essgewohnheiten verändern Ihren Insulinbedarf.

Eine Reise mit Zeitverschiebung bringt den gewohnten Rhythmus durcheinander. Wenden Sie sich bitte vorher an Ihr Behandlungsteam, um die Insulindosis und den Zeitpunkt der Injektionen genau zu besprechen.

Bei Spaziergängen am Strand sollten Sie auf Ihre Füße achten und diese wie zu Hause jeden Abend auf Wunden hin kontrollieren.

CHECKLISTE URLAUB UND REISE

O Traubenzucker
O Insulinpatronen oder Insulinpens (doppelte Menge)
O Nadeln (doppelte Menge)
O Blutzuckermessgerät (ggf. ein Ersatzgerät)
O Teststreifen, Lanzetten (doppelte Menge)
O Blutzucker-Tagebuch
O Batterien
O Bescheinigung vom Arzt, dass Sie die mitgeführten Gegenstände zur Behandlung Ihres Diabetes benötigen

Krankenhausaufenthalt

Wenn Sie aus irgendeinem Grund ins Krankenhaus müssen, ist dies in Bezug auf Ihren Diabetes kein Problem. Fast in jedem Krankenhaus werden Diabetes-Fachleute beschäftigt, die Sie während des Aufenthalts betreuen können. Bei größeren Operationen empfiehlt es sich, im Vorhinein mit Ihrem Diabetes-Team die Vorgehensweise zu besprechen.

Cortisontherapie

Eine Cortisontherapie lässt in den meisten Fällen (außer Spray und Salben) Ihren Blutzucker stark ansteigen. Dies sollte aber kein Grund sein, eine Cortisonbehandlung grundsätzlich abzulehnen. Mit Tabletten, Sport oder Ernährung kann man allerdings den Blutzucker in dieser Zeit oft nicht in den Griff bekommen. Hier hilft meist nur Insulin.

Mehrgängemenü oder Essen vom Büfett

Beides ist an sich eine tolle und meistens auch leckere Angelegenheit. Wenn Sie nicht insulinpflichtig sind, lohnt sich nach dem vielen Essen ein ausgedehnter Spaziergang. Wenn Sie Insulin spritzen, versuchen Sie die richtige Menge einzuschätzen. Wenn Sie unsicher sind, spritzen Sie weniger vor dem Essen. Wenn Sie dann doch mehr gegessen haben als geplant, dann spritzen Sie noch etwas Insulin hinterher.

Fieberhafte Erkrankungen

Bei fieberhaften Erkrankungen steigt der Blutzucker meistens deutlich an, und der Körper braucht mehr Insulin. Es besteht die Gefahr einer starken Überzuckerung. Eine engmaschige Kontrolle des Blutzuckers (alle drei Stunden) ist deshalb empfehlenswert. Außerdem sollte aufgrund des erhöhten Flüssigkeitsbedarfs viel getrunken werden.

Übelkeit, Erbrechen, Durchfall

Sollten Sie aufgrund einer Magen-Darm-Erkrankung keine Nahrung zu sich nehmen können, kontrollieren Sie Ihren Blutzucker bitte etwa alle drei Stunden. Manchmal ist es ratsam, in dieser Zeit die Diabetes-Therapie zu verändern. Je nach Blutzuckerverlauf ist es sinnvoll, keine Diabetes-Medikamente zu nehmen und weniger Insulin zu spritzen. Bei Übelkeit und Erbrechen wird kalte Cola (langsam getrunken) oft sehr gut vertragen. Auch eine Tasse lange gezogener schwarzer Tee mit Zucker kann gegen leichte Übelkeit wirken. Bei Durchfall eignet sich ebenfalls gezuckerter Tee mit einer Prise Salz. Salzstangen und Gemüsebrühen können den Salzverlust gut ausgleichen. Zwieback, Bananen und ein geriebener Apfel oder eine Suppe aus lange gekochten Karotten sind bewährte Hausmittel.

Medizinische Untersuchungen

Müssen Sie für eine ärztliche Untersuchung nüchtern sein (z. B. Blutuntersuchungen, Ultraschall, Magen- oder Darmspiegelung), gehen Sie bitte folgendermaßen vor:

+ Das Untersuchungsteam über die Diabetes-Therapie informieren.
+ Kurz wirkendes Insulin nur bei Blutzuckerwerten über 180 mg/dl vorsichtig zur Korrektur einsetzen.
+ Bei konventioneller Insulintherapie morgens kein Mischinsulin spritzen.
+ Bei intensivierter Insulintherapie nur das Langzeitinsulin spritzen, ggf. davon auch etwas weniger.
+ Den Blutzucker regelmäßig kontrollieren und immer Traubenzucker zur Hand haben.
+ Vor der Untersuchung erneut den Blutzucker kontrollieren (lassen).

Lange Autofahrten

+ Vor jeder Fahrt (besonders bei längeren Strecken) sollten Sie den Blutzucker messen und bei niedrigen Werten erst etwas essen.
+ Treten bei Ihnen während der Fahrt auch nur die geringsten Anzeichen einer Unterzuckerung auf, halten Sie bitte sofort an. Motor abschalten, Zündschlüssel abziehen, Handbremse ziehen. Dann sofort Kohlenhydrate zu sich nehmen und abwarten.
+ Kontrollieren Sie vor Antritt der Fahrt, ob genügend Traubenzucker oder rasch verdauliche Kohlenhydrate im Fahrzeug vorhanden sind.
+ Bei Nachtfahrten eventuell das Basalinsulin reduzieren.
+ Bei langen Fahrten alle zwei Stunden eine Pause einlegen und den Blutzucker messen. Eine kleine Zwischenmahlzeit kann sinnvoll sein.
+ Vor und während der Fahrt nie Alkohol trinken.
+ Sie sollten immer ausreichend Insulin und Testmaterial dabeihaben.
+ Lange Wegstrecken fahren Sie lieber nicht allein.
+ Bei einer Neueinstellung auf Insulin sollten Sie eine gewisse Zeit selbst kein Auto fahren. Das Sehvermögen kann z. B. eingeschränkt sein, zudem können Blutzuckerschwankungen auftreten.
+ Grundsätzlich sollte nur bei guter Blutzuckereinstellung aktiv am Straßenverkehr teilgenommen werden.

Diabetes und Sexualität

Aufgrund jahrelang erhöhter Blutzuckerwerte kann es bei Diabetes zu Nervenschädigungen und Durchblutungsstörungen kommen. Störungen wie z. B. eine geringere sexuelle Erregbarkeit, Erektionsstörungen und Scheidentrockenheit können auftreten. Viele Menschen besprechen dieses Problem nicht mit ihrem Arzt. Sie halten es leider entweder immer noch für ein Tabuthema oder trauen sich nicht, darüber zu sprechen. Das ist schade, denn es gibt viele Möglichkeiten, Ihnen zu helfen. Bitte sprechen Sie bei Bedarf mit einem Arzt Ihres Vertrauens.

Kleine Hilfen

Ein wenig Fußgymnastik

+ Heben Sie einen Fuß und kreisen Sie ihn gemächlich 10-mal im Uhrzeigersinn und 10-mal gegen den Uhrzeigersinn. Setzen Sie den Fuß ab und wiederholen Sie die Übung mit dem anderen Fuß.
+ Strecken Sie ein Bein gerade nach vorne aus und drücken Sie die Zehen von sich weg Richtung Boden. Ziehen Sie dann die Zehen zu sich heran, Richtung Gesicht. 5-mal, dann mit dem anderen Fuß.
+ Nehmen Sie einen Tennisball und rollen Sie Ihre Füße genüsslich auf dem Ball ab: die Ferse, die Zehen und die ganze Fußsohle, auch Außen- und Innenkanten. Das geht im Sitzen oder auch im Stehen, wenn Sie Ihr Gleichgewicht dabei halten können (falls nicht, halten Sie sich mit einer Hand an einem Tisch oder einer Wand fest). Mit dieser Übung regen Sie über die Fußreflexzonen den ganzen Organismus sanft an und fördern die Selbstheilungskräfte.

. . . .UND DARAUF SOLLTEN SIE ACHTEN. . . .

Tun Sie sich etwas Gutes – entwickeln Sie Ideen, sich zu verwöhnen, ohne viel Geld auszugeben und ohne dabei zu essen oder zu trinken. Ein Spaziergang, ein Gespräch mit Freunden, ein gutes Buch ... Es gibt viele Möglichkeiten, Lebensfreude zu tanken.

Sind die Schuhe groß genug?

Nehmen Sie ein Blatt Papier zur Hand. Legen Sie es auf den Boden und erstellen Sie eine Umrisszeichnung der Füße. Nun schneiden Sie die Zeichnung aus und legen die Zeichnung in den Schuh. Wenn sie stark knickt oder sich sogar verbiegt, ist der Schuh nicht groß genug.

Bestandsaufnahme

Arzt:

....

Mein Blutzuckerzielwert:

Tagsüber: .... mg/dl oder mmol/l

Spätabends und nachts: .... mg/dl oder mmol/l

Letzter Untersuchungstermin:

....

Medikamente:

....

....

So geht es mir jetzt:

....

....

....

Dos & Don'ts

Mutmacher-Sammlung

Legen Sie sich eine Mutmacher-Sammlung an. Wir legen schon mal drei Sprüche hinein:

»Eine Reise von 1000 Meilen beginnt mit dem ersten Schritt.«
»Es ist besser, ein kleines Licht anzuzünden, als auf die Dunkelheit zu schimpfen.«
»Probleme sind Gelegenheiten, zu zeigen, was man kann.«

Das will ich ausprobieren:

....

....

....

....

....

....

....

....

....

....

Schritt für Schritt

Vorher:

....

....

....

Nachher:

....

....

....

Mein Meilenstein

Was habe ich erreicht?

Kennen Sie sich und Ihren Körper gut? Können Sie Signale für Unterzuckerung oder andere Störungen Ihres Wohlbefindens schnell erkennen?
Wissen Ihre Angehörigen Bescheid, wie sie Ihnen in schwierigen Situationen helfen können? Bitte achten Sie auf sich und Ihre Gesundheit, ohne
sich »in Watte zu packen«. Man kann heute mit Diabetes gut und lange
leben – lassen Sie sich nicht entmutigen!

Das hat mir gutgetan:

....

....

....

....

Zusammenfassung

Ihr Diabetes wirkt sich auf viele Bereiche Ihres Alltagslebens aus. Das gilt nicht nur für die Ernährung, sondern auch für Ihre Freizeitgestaltung, Ihre Urlaubspläne, Reisen, Sport, anstrengende Unternehmungen – ja, sogar für Ihre Körperpflege. Nehmen Sie den Diabetes zum Anlass, Ihren Lebensstil zu überdenken. Wo können Sie Belastungen abbauen? Gibt es anstrengende und/oder stressige Situationen, die nicht nötig wären? Können Sie Zeit finden, mehr auf sich zu achten und mehr für sich zu tun? Sie müssen sich deshalb nicht von Familie und Freunden zurückziehen, im Gegenteil: Jedes gute Gespräch, jeder gute Kontakt hilft Ihnen, mitten im Leben zu bleiben. Und genau da gehören Sie hin, auch mit Diabetes.

Übrigens ist es auch gut, wenn Ihre Familie und Freunde darüber informiert sind, wie sie Ihnen in einer eventuellen Notfallsituation helfen können. Auch dafür sind Gespräche gut.

Mit den Anforderungen an Ihre Ernährung, mit den regelmäßigen Kontrolluntersuchungen und der Einnahme von Medikamenten kommen Sie sicher bald gut zurecht. Darüber hinaus können Sie aber noch vieles tun, um auch mit Diabetes gut und gelassen zu leben.

Säule 2

BEWEGUNG

Wie viel Bewegung tut mir gut?

»Sich regen bringt Segen« oder »Wer rastet, der rostet« – solche Sprüche aus dem Volksmund sind bestens bekannt. Ja, aber »Sport ist Mord«, fällt einem vielleicht auch ein ... Liegt vielleicht das rechte Maß – was wirklich gesund ist, was den Körper fordert, ihn aber nicht überfordert – in der Mitte?

Unumstritten ist: Körperliche Aktivität verbessert nicht nur den allgemeinen Gesundheitszustand, sondern ist auch als gezielte Therapiemaßnahme bei Diabetes sinnvoll, denn sie …

+ reduziert den Blutzucker,
+ senkt den Cholesterinspiegel,
+ reguliert die Herzarbeit (besserer Blutdruck),
+ regt den Stoffwechsel an,
+ unterstützt die Gewichtsabnahme,
+ fördert den Abbau von Fettgewebe,
+ fördert den Aufbau von Muskel- und Bindegewebe,
+ hält die Faszien geschmeidig,
+ hilft Kraft und Beweglichkeit zu erhalten,
+ stärkt das Immunsystem,
+ wirkt sich positiv auf die Knochen aus,
+ erhöht die Sauerstoffversorgung,
+ steigert das körperliche und seelische Wohlbefinden,
+ kann bei Schlafproblemen hilfreich sein,
+ erleichtert soziale Kontakte,
+ verbessert das Selbstwertgefühl.

Liegt dagegen ein Bewegungsmangel vor, verschärft dieser die Problematik des hohen Blutzuckers. Denn dann drosseln die Zellen ihren Umsatz, und es wird noch weniger Energie in Form von Zucker verbrannt.

Warum Sport bei Diabetes hilft

Vor allem Menschen mit Typ-2-Diabetes haben oft noch weitere Störungen wie Übergewicht, Bluthochdruck und erhöhte Blutfette. Treten diese Erkrankungen gemeinsam auf, wird das als Metabolisches Syndrom bezeichnet. Mit einer guten Portion Bewegung haben Sie einen dreifachen Nutzen: Durch den körperlichen Einsatz werden nicht nur Kalorien und Körperfett verbrannt (Gewichtsmanagement), sondern auch Ihre Blutzucker- und Blutfettwerte werden sich verbessern.

Bewegung trifft auf Insulinresistenz

Sport und Bewegung lassen nicht nur aktiv Ihren Blutzucker sinken, weil der Körper den Zucker in den Muskelzellen verbrennen kann, sondern auch die Insulinwirkung wird langfristig verbessert. Das bedeutet: Wenn Sie regelmäßig Bewegung in Ihren Alltag einbauen, brauchen Sie wahrscheinlich weniger Medikamente und Insulin! Und je weniger Insulin Sie spritzen müssen, desto leichter wird Ihnen die Gewichtsabnahme fallen.

Welcher Sport sich besonders eignet

Prinzipiell eignen sich fast alle Sportarten für das Training. Aktuelle Empfehlungen betrachten jedoch eine Kombination aus Ausdauer- und Krafttraining als optimal. Bevor Sie jedoch mit mehr Bewegung anfangen, sollten Sie Rücksprache mit Ihrem Hausarzt halten. Die Blutzuckerwerte sollten vor und während des Sports überprüft werden. Eine Anpassung kann erforderlich sein, wenn es z. B. zu einer Unterzuckerung kommt.

Wenn Sie wegen einer körperlichen Behinderung keinen Sport treiben können bzw. in Ihrer Motorik aus anderen Gründen eingeschränkt sind, kommt vielleicht ein Sitzfahrrad, Motomed genannt, infrage. Laut Hilfsmittelverzeichnis ist es von den gesetzlichen Krankenkassen als Hilfsmittel anerkannt. In bestimmten Fällen kann Ihnen Ihr Arzt einen solchen »therapeutischen Bewegungstrainer« verordnen.

Nicht über Ihre Grenzen gehen – das richtige Maß

Üblicherweise soll die Belastung bei 60 bis 70 Prozent der maximalen Herzfrequenz liegen. Die Trimm-dich-Bewegung empfahl »Trimmen bei 130«, das bedeutet: Die Belastungspulsfrequenz (während des Trainings) sollte bei ungefähr 130 Herzschlägen pro Minute liegen. Das ist schon ein guter Richtwert.

Individueller festlegen lässt sich der optimale Trainingspuls mit der Faustformel 180 minus Lebensalter.

Eine sechzigjährige Person rechnet 180 minus 60, dies ergibt 120 Pulsschläge pro Minute. Eine vierzigjährige Person rechnet 180 minus 40, das wären dann 140 Pulsschläge pro Minute. Wenn Sie in diesem Pulsbereich trainieren, spricht man von einem moderaten Ausdauertraining.

Man findet leider immer einen Grund ...

Zu kalt ...
Zu warm ...
Zu spät ...
Keine Zeit ...
Zu dunkel ...
Zu müde ...
Es regnet ...
Keine Lust ...

Wissen Sie, was alle diese Gründe aushebelt? Ein Hund! Der muss immer raus, bei jedem Wetter, zu jeder Jahreszeit – und er hat immer Lust dazu und nimmt Sie voller Freude mit. Denken Sie mal darüber nach, ob ein Hund im Haus den inneren Schweinehund nicht vertreiben könnte.

Ganz einfach: Bewegung im Alltag

Täglich 30 Minuten spazieren gehen kann wahre Wunder bewirken. In einigen Städten und Gemeinden existieren sogar Spaziergeh-Treffs. Hier treffen sich Menschen unterschiedlichen Alters, die Spaß daran haben, gemeinsam eine Runde zu gehen. Jeder Schritt zählt! Die empfohlene halbe Stunde Bewegung pro Tag kann auch auf 3 × 10 Minuten aufgeteilt werden. Vor Jahren hat sogar die Bundesregierung ein Projekt finanziert, bei dem Interessierte kostenlos einen Schrittzähler erhielten. Es hieß »3000 plus. Mehr gewinnt.«. Das Ziel war, die Menschen zu motivieren, mindestens 3000 Schritte pro Tag zu gehen. Laut Sportmedizinern der Deutschen Sporthochschule Köln sind es im Durchschnitt lediglich 800 Schritte pro Tag. Wie viele sind es bei Ihnen?

Mehr Schritte im Alltag

+ Treppen steigen. Den Aufzug links liegen lassen!
+ Das Auto öfter mal stehen lassen. Oder weiter weg parken und den Rest laufen.
+ Viele Dinge lassen sich auch zu Fuß oder mit dem Rad erledigen.
+ Bei schönem Wetter eine kleine Wanderung einplanen.
+ Während des Spazierens telefonieren – oder während des Telefonierens gehen. Das lenkt ab, und man bewegt sich dabei.
+ Fresskoma – nein danke! Nach jeder Hauptmahlzeit eine Runde um den Block laufen! Am besten steht man nach dem letzten Bissen sofort vom Tisch auf und geht raus. Abräumen kann man den Tisch auch noch später.
+ Haben Sie Besuch? Gehen Sie zusammen eine schöne Runde durch den Park.

Soll's ein bisschen mehr Sport sein?

Vielleicht haben Sie sich immer schon für eine bestimmte Sportart interessiert und nur nie den richtigen »Dreh« gefunden. Nehmen Sie Ihren Diabetes zum Anlass, jetzt endlich durchzustarten. Sportvereine freuen sich über neue Mitglieder, und die Beiträge sind wirklich moderat. Vielleicht bietet auch Ihre Krankenkasse Sportprogramme an – informieren Sie sich. In der Gruppe macht Bewegung einfach mehr Spaß. Und das ist wichtig, schließlich wollen Sie doch »am Ball bleiben«.

Zeit für Bewegung

Oft haben wir einen geregelten Alltag. Nehmen Sie sich doch einmal vor, eine Woche lang alle Aktivitäten aufzuschreiben, am besten in einen Kalender mit Stundeneinteilung. Nach einer Woche nehmen Sie den Kalender zur Hand. Vermutlich werden Sie Zeiten feststellen, zu denen Sie prinzipiell immer Zeit für eine Bewegungseinheit haben. Termin gefunden? Dann rein damit in den Kalender!

. . . .UND DARAUF SOLLTEN SIE ACHTEN. . . .
Bewegung schleust jede Menge Sauerstoff in Ihre Zellen. Mit jedem tiefen Atemzug schicken Sie diesen wichtigen Brennstoff durch Ihren Körper. Aber Bewegung und tiefes Atmen tun auch der Seele gut, bauen Stress ab und machen den Kopf frei. Am besten natürlich an der frischen Luft. Versuchen Sie deshalb, jeden Tag ins Grüne zu gehen. Vielleicht eignet sich Ihre Mittagspause dafür? Oder Sie bauen einen entspannenden Spaziergang nach dem Abendessen in Ihren Alltag ein? Auf die Dauer tun solche Atempausen nicht nur Ihrem Blutzuckerspiegel, sondern dem ganzen Menschen gut.

Bestandsaufnahme

Hobbys:

....

....

Freizeitaktivitäten:

....

....

Damit kann ich entspannen:

....

....

So geht es mir jetzt:

....

....

....

....

Dos & Don'ts

Haben Sie eine Sportart gefunden, die Sie beginnen oder wiederbeleben wollen? Oder lassen Sie es im wahrsten Sinne des Wortes lieber etwas ruhiger angehen und bauen Spaziergänge in Ihren Alltag ein? Beides ist gut. Achten Sie dabei bitte darauf, sich weder zu über- noch zu unterfordern. Die Faustregel »Herzschläge pro Minute: 180 minus Lebensalter« kann Ihnen dabei gute Dienste tun. Messen können Sie Ihren Herzschlag entweder am Handgelenk (15 Sekunden mitzählen, dann mal 4 nehmen) oder mithilfe einer der modernen Pulsuhren.

Bei großer Sommerhitze verlegen Sie die Bewegungseinheit lieber in die kühleren Morgen- oder Abendstunden. Und bei klirrender Winterkälte gehen Sie lieber in der Mittagszeit oder bewegen sich vorsichtshalber im Haus. Und bitte: Trainieren Sie nicht – schon gar nicht intensiv –, wenn Sie eine Infektion (z. B. eine Erkältung) erwischt haben. Ihr Herz wird es Ihnen danken.

Das will ich ausprobieren:

Schritt für Schritt

Vorher:

....

....

....

Nachher:

....

....

....

Mein Meilenstein

Was habe ich erreicht?

Habe ich Möglichkeiten gefunden, mich täglich mehr zu bewegen? Wo könnte ich meinen ganz normalen Alltag noch ein bisschen bewegter gestalten? Gerate ich einmal pro Tag durch Bewegung ins Schwitzen? Und wie geht es mir eigentlich damit?

In Bewegung kommen/bleiben

Sportliche Aktivität:

....

....

Trainingstag ankreuzen:

◯ So ◯ Mo ◯ Di ◯ Mi ◯ Do ◯ Fr ◯ Sa

Zeitplan in Minuten:

....

Puls beim ersten Training/Puls beim fünften Training:

....

....

Was kann ich verbessern?

....

....

....

Bewegungsprotokoll

Montag

Bewegungsprogramm   Dauer

Anstrengung (1–5)   So ging es mir danach

Dienstag

Bewegungsprogramm   Dauer

Anstrengung (1–5)   So ging es mir danach

Mittwoch

Bewegungsprogramm   Dauer

Anstrengung (1–5)   So ging es mir danach

Donnerstag

Bewegungsprogramm   Dauer

Anstrengung (1–5)   So ging es mir danach

Freitag

Bewegungsprogramm   Dauer

Anstrengung (1–5)   So ging es mir danach

Samstag

Bewegungsprogramm   Dauer

Anstrengung (1–5)   So ging es mir danach

Sonntag

Bewegungsprogramm   Dauer

Anstrengung (1–5)   So ging es mir danach

Das hat mir gutgetan:

....

....

....

....

....

....

Zusammenfassung

Maßvolle Bewegung hilft Ihnen gerade mit Diabetes auf vielfältige Weise. Sie reduzieren Gewicht, regen Ihren Stoffwechsel an, verhindern Blutzuckerspitzen und tun nebenbei noch etwas für Ihr seelisches Wohlbefinden. Denn Bewegung macht Spaß! In jeder Jahreszeit und bei jedem Wetter lässt sich die ideale Bewegung finden. So versorgen Sie mit jedem Schritt Ihren Körper mit Sauerstoff und Energie, bauen Stress ab und lockern die Muskeln.

Im Urlaub fällt es Ihnen vielleicht besonders leicht, sich wieder mehr zu bewegen. Wandern, Spazierengehen, Schwimmen und Radfahren im Sommer, Skifahren, Winterwandern, Schneeschuhgehen oder Langlauf im Winter – es gibt so viele Möglichkeiten! Genießen Sie die frische Luft und die Schönheit der Natur! Das ist Erholung pur und tut Ihnen rundum gut.

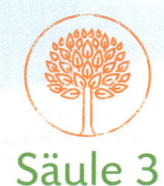

Säule 3

SELBSTHILFE
FÜR IHR
WOHLBEFINDEN

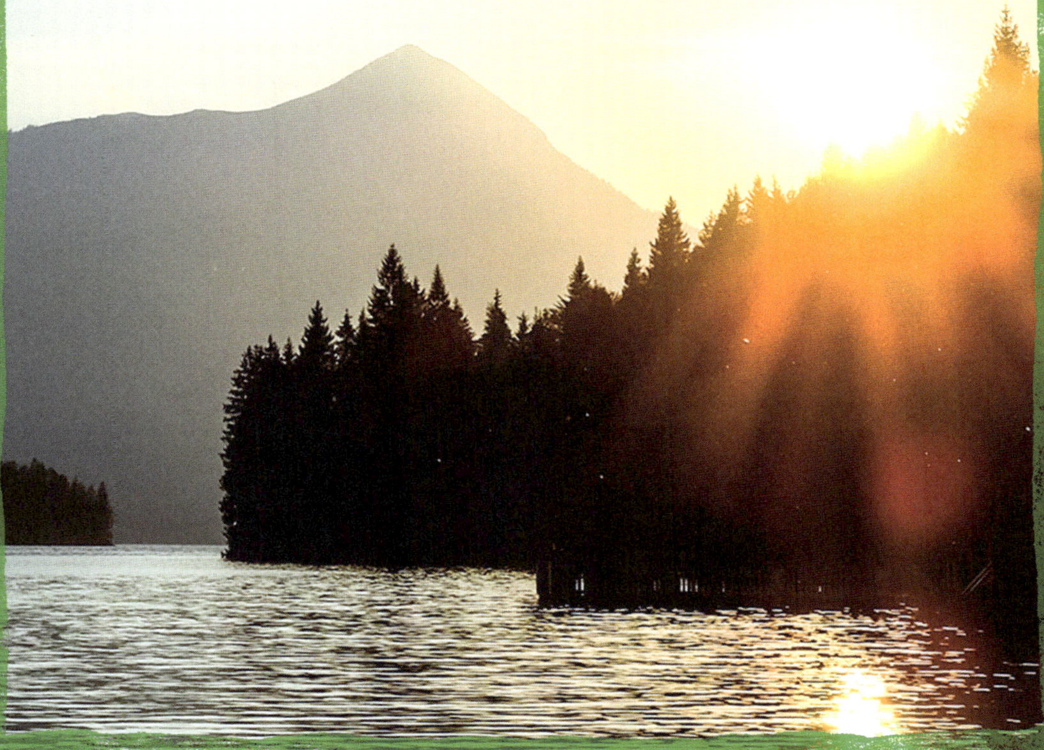

Natürliche Hilfen für Leib und Seele

Sie wollen mehr für Ihr Wohlbefinden tun? Im folgenden Kapitel finden Sie viele ganz natürliche Möglichkeiten, sich selbst zu helfen und einen guten Ausgleich zu finden.

Wohltuendes für die Seele

Es war einmal ein König, der hatte vier Frauen. Die vierte Frau liebte er am meisten. Er stattete sie mit den schönsten Kleidungs- und Schmuckstücken aus und sorgte für feinste Delikatessen. Die dritte Frau liebte er auch, und er gab gern mit ihr in den benachbarten Königreichen an. Die zweite Frau war seine langjährige Vertraute, die ihm stets mit Rat und Tat zur Seite stand. Seine erste Frau war ihm inniglichst verbunden, aber – der König liebte sie nicht.

Eines Tages wurde der König schwer krank. Er wusste, seine Tage waren gezählt. »Ach«, sagte er zu sich selbst, »vier Frauen hatte ich, und jetzt, wo ich sterben werde, soll ich ganz alleine gehen?« Und er fragte seine vierte Frau, ob sie bereit sei, ihn zu begleiten.

»Auf gar keinen Fall«, sprach sie und ging von dannen.

Der König war erschüttert und ließ seine dritte Frau holen. »Wirst du mit mir gehen, geliebte dritte Frau?«

»Wo denkst du hin? Wenn du stirbst, heirate ich einen anderen.«

Der König war bestürzt und fragte auch noch seine zweite Frau, ob wenigstens sie bereit sei, mit ihm zu gehen, wo er sich doch immer auf sie habe verlassen können. »Tut mir leid, mein Guter, das ist mir nicht möglich. Aber bis zum Grab will ich dich begleiten.«

Nun war der König am Ende. Da hörte er eine leise Stimme, die sprach: »Ich werde mit dir gehen und dich begleiten, wohin du auch gehst.« Der König sah auf und erblickte seine erste Frau. Verhärmt und sehr dünn war sie, da er sie so lange vernachlässigt hatte.

Zutiefst berührt und beschämt sagte er: »Hätte ich mich doch besser um dich gekümmert, als ich noch Gelegenheit dazu hatte!«

In Wahrheit haben wir alle vier Frauen. Die vierte ist unser Körper: Wenn wir sterben, ist er hinfort. Die dritte ist unser Hab und Gut, die Sachen, die wir besitzen. Wenn wir sterben, geht alles an andere. Die zweite ist unsere Familie, Angehörige, Verwandte, die uns nur bis zum Grab folgen können. Die erste Frau aber ist unsere Seele, die einzige, die mit uns geht, wenn wir einst sterben werden. Darum lasst uns unsere Seele pflegen, denn sie ist unser größtes Geschenk.

Körper, Seele und Geist sind verbunden, das haben die allermeisten schon erlebt. Bei Stress werden Hormone ausgeschüttet, die u. a. bewirken, dass das Insulin nicht so stark wirkt. Der Grund dafür ist, dass möglichst viel Energie – also Zucker – für die vermeintlich erforderliche Handlung bereitstehen soll. War früher der Stressor ein Bär, ein Löwe oder ein Rivale, überlebte der, der schneller laufen oder fester hauen konnte. Zwar sind die Stressoren heutzutage andere, z. B. Lärm oder der Straßenverkehr oder der Chef/die Chefin, doch die Mechanismen im Körper sind die gleichen geblieben. Kurz gesagt: Stress erhöht den Blutzucker.

Bewegung hilft uns, die Stresshormone abzubauen und die bereitgestellte Energie zu verbrennen, anstatt im eigenen Saft zu schmoren. Daneben ist die aktive Entspannung eine Säule der Stressbewältigung.

Welche Ausgleichsmöglichkeiten räumen Sie sich ein?

Jeder Mensch braucht Auszeiten von seinen Problemen, über die man meist mehr nachgrübelt, als gut wäre. Abschalten, auch mal an sich denken, das ist wichtig für Körper und Seele. Und dabei zählt nicht sosehr die Quantität als vielmehr die Qualität. Der schwerste Schritt ist meist, sich einzugestehen, dass Handlungsbedarf besteht. Wenn Sie diese Barriere überwunden haben, können Sie sich auf die Suche nach Möglichkeiten zur inneren Erbauung begeben.

Fragen Sie sich:

+ Wobei fühle ich mich wohl, was tue ich gerne?
+ Welche Menschen tun mir gut?
+ An welchen Orten tanke ich auf?
+ Wie steht es um meine Lebensbalance? Wer im Vollzeitjob den ganzen Tag auf den Beinen ist, für den ist ein ruhiges Hobby nach Feierabend zuträglicher als für jemanden, der eine sitzende Tätigkeit ausübt, da wäre Bewegung ein Ausgleich.

Entspannungsmethoden

Sicher gibt es auch für Sie eine Methode, die zu Ihnen passt. Und wenn es nicht gleich beim ersten Anlauf »klick« macht, dann probieren Sie etwas anderes aus! Vielleicht würde ja auch jemand aus der Familie, aus der Nachbarschaft oder aus dem Freundeskreis mitmachen. Progressive Muskelentspannung nach Jacobson, Autogenes Training oder Achtsamkeitsmeditation – die Auswahl ist riesig. Ob in ländlichen Gebieten oder in den Stadtteilen, fast überall gibt es Angebote, auch zu unterschiedlichsten Zeiten. Wie drückt es der Volksmund aus: Wer will, findet Wege, wer nicht will, findet Gründe.

Übrigens ist das Internet eine reiche Quelle für solche Angebote. Schauen Sie mal auf die Homepages der Krankenkassen. Sie werden staunen, was Sie sich dort kostenfrei herunterladen können. Atemübungen, Geistesschulung, Gehmeditation ... Und die stellen das nicht aus reiner Nächstenliebe zur Verfügung, sondern weil sonnenklar ist, dass Entspannung die Gesundheit stabilisiert und damit Kosten sparen hilft. Das Nervensystem profitiert, ebenso das Immunsystem und das endokrine System (die Drüsen).

Zu verlieren haben Sie nichts. Und als Nebenwirkung kann es höchstens zu größerer Gelassenheit im Alltag kommen, zu einem »dickeren Fell«. Bedenken Sie: Nur wer gut für sich sorgt, hat langfristig die Kraft, auch für andere zu sorgen. Denken Sie an die Sicherheitsansage im Flugzeug: Bitte zuerst die Sauerstoffmaske bei sich selbst aufsetzen, dann der Person neben sich helfen!

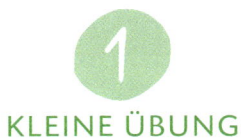

KLEINE ÜBUNG

Machen Sie es sich so richtig bequem. Setzen Sie sich in Ihren Lieblingssessel oder auf Ihren Lieblingsplatz auf dem Sofa. Sorgen Sie dafür, dass Sie angenehm und geschützt für ein paar Momente für sich sein können. Atmen Sie durch. Nehmen Sie ein oder zwei schöne, tiefe Atemzüge. Schließen Sie Ihre Augen. Und jetzt spüren Sie in sich hinein: Wie geht es Ihnen gerade? Was geht in Ihnen vor, was beschäftigt Sie? Und jetzt stellen Sie sich vor, Sie stehen hinter sich und nehmen sich in Ihrer Vorstellung selbst in den Arm. Für einen Augenblick oder für eine kleine Weile, ganz so, wie es Ihnen möglich und richtig erscheint. Zum Abschluss legen Sie Ihre Hände noch ein Weilchen auf Ihre Herzgegend.

ATEMPAUSE

Die Konzentration auf die Atmung ist im Alltag immer eine Möglichkeit, sich kurz zu besinnen und wieder in Kontakt mit dem Körper zu kommen. Spüren, was gerade los ist – das hilft zu erkennen, ob man bestimmte Bedürfnisse befriedigt oder vernachlässigt hat. Lassen Sie sich den festen Boden unter den Füßen spüren oder die Sitzfläche, die Sie trägt, und im Rücken eine Lehne, die Sie stützt und hält. Registrieren Sie die Position Ihrer Arme und Hände und Ihres Kopfes. Seien Sie »selbstbewusst«, sich Ihres Selbst bewusst. Lassen Sie den Atem kommen und gehen, so wie er kommt und geht, und seien Sie einfach nur anwesend. Vertiefen Sie dann die Atmung ein wenig für ein paar schöne, tiefe Atemzüge. Gönnen Sie sich zwischendurch immer mal wieder eine solche Atempause.

Natürliche Hilfen für den Körper

Wasser / Hydrotherapie

Nutzen Sie die natürliche Heilkraft des Wassers! Sebastian Kneipp verhalf schon im 19. Jahrhundert der wohltuenden Wirkung der Hydrotherapie zu großer Bekanntheit. Manche Anwendung ist nur mit speziellen Vorrichtungen bzw. mithilfe einer ausgebildeten Fachkraft möglich. Doch einige hydrotherapeutische Mittel können Sie für sich zu Hause einfach und sicher anwenden. Sie verbessern die Durchblutung und regen den Stoffwechsel an. Darüber hinaus wirken sie sich ganz einfach positiv auf das Wohlbefinden aus. Besonders empfehlen möchten wir Ihnen Wechselbäder für die Füße und den kalten Kniguss. Natürlich ist auch die altbekannte Wechseldusche eine hervorragende Kneipp'sche Anwendung, von der Ihre Gesundheit profitiert. Sie finden einige Anwendungen im Praxisteil dieses Kapitels.

Nahrungsergänzung – eine gute Wahl?

Durch hervorragendes Marketing schüren Firmen, die Nahrungsergänzungsmittel anbieten, oft große Hoffnungen. Leider erweisen sie sich immer wieder als trügerisch. Chrom, Vanadium und Aloe Vera gestern, heute Heiliges Basilikum, Bockshornklee und Bittergurke, morgen Efeukürbis, Konjak usw. Natürlich kann es sinnvoll sein, zu experimentieren. Und es ist gut, z. B. Zimt (blutzucker- und cholesterinsenkend) und Kurkuma (leberschützend und entzündungshemmend) ins Müsli zu geben. Erst recht, wenn es Ihnen schmeckt. Jedoch ist noch nicht bekannt, welche Menge an Wirkstoff es sein soll, und auch nicht, ob langfristig unerwünschte Nebenwirkungen in Erscheinung treten könnten. Unser Rat: Schlucken Sie keine Kapseln, sondern bleiben Sie offen für natürliche Alternativen, probieren Sie aus, erwarten Sie jedoch nicht die Lösung des Problems mittels eines Präparates, das neu auf dem großen (und lukrativen) Markt der Gesundheit erscheint.

Entlastungstage

Das Hauptproblem bei Diabetes mellitus Typ 2 ist die Insulinresistenz. Insulinresistenz bedeutet, dass das Insulin in seiner Wirksamkeit abgeschwächt ist. In der Folge steigt der Blutzucker dauerhaft an und es müssen Medikamente und Insuline eingesetzt werden. Ursächlich kann man diese Insulinresistenz mit körperlicher Bewegung und Gewichtsabnahme behandeln. Unterstützend können jedoch auch sogenannte Entlastungstage eingesetzt werden. Sie helfen, die Insulinresistenz abzuschwächen.

Bevor Sie mit Entlastungstagen beginnen, sollten Sie dies mit Ihrem Behandlungsteam besprechen. Eine Anpassung der Medikamente und/oder Insuline ist nämlich in den meisten Fällen erforderlich. Bei einigen Patienten sinkt der Blutzuckerspiegel schon am ersten Tag, bei anderen erst am dritten Tag. Auch kann es vorkommen, dass es erst bei regelmäßiger Anwendung zu einer Verbesserung der Blutzuckerwerte kommt. Nicht nur der Blutzucker kann von den Entlastungstagen profitieren, sondern auch der Blutdruck und Ihr Cholesterinspiegel. Sogar eine leichte Gewichtsabnahme kann eintreten, denn bei jedem Entlastungstag sparen Sie Hunderte Kalorien. Als Dauerkost sind die Entlastungstage jedoch nicht zu sehen.

Die Entlastungstage werden zu Beginn für maximal drei Tage am Stück durchgeführt. Danach empfehlen sich ein bis zwei Tage pro Woche.

Ziele der Entlastungstage

+ Durchbrechung der Insulinresistenz
+ Verbesserung der Blutzuckerwerte
+ Verringerung der Medikamente und Insuline
+ leichte Gewichtsabnahme
+ Verbesserung der Cholesterin- und Blutdruckwerte

Regeln für die Entlastungstage

+ Empfohlen sind drei kohlenhydrathaltige Mahlzeiten am Tag.
+ Gemüse kann bei starkem Hunger auch zwischendurch gegessen werden.

+ Viel trinken (mindestens 2 Liter Wasser).
+ Engmaschige Blutzuckerkontrolle durchführen.
+ Die Therapie mit Medikamenten und Insulinen muss ggf. angepasst werden.
+ Traubenzucker immer griffbereit halten.
+ Kein Sport (Alltagsbewegung ist jedoch begrüßenswert).

Lebensmittelauswahl

(Vollkorn-)Brot, (Vollkorn-)Brötchen, (Vollkorn-)Reis, (Vollkorn-)Nudeln ohne Ei, Kartoffeln, Graupen, (Vollkorn-)Haferflocken, Bulgur, Hirse. Alle Gemüsesorten. Obst in geringen Mengen (maximal drei Stück am Tag). Avocados sind aufgrund des hohen Fettgehaltes während der Entlastungstage zu meiden.
Verzichten Sie bitte an diesen Tagen auf eiweiß- und fetthaltige Lebensmittel (auch keine Milchprodukte), gesüßte Getränke und Alkohol. Selbst Kaffeesahne bitte weglassen. Gewürze, etwas Süßstoff, ganz wenig Zucker, Kräuter, Zitronensaft sind erlaubt.

Tagesbeispiele

Morgens: Obstreis (gekochter Reis mit etwas Obst)
Mittags: 1 Portion Kartoffeln mit doppelter Portion Blumenkohl, 1 Stück frisches Obst
Abends: 2 Scheiben Mehrkornbrot, etwas Senf oder Balsamico-Creme mit frischen Gurken- und Tomatenscheiben belegt, 1 Stück frisches Obst

Morgens: Vollkornbrot mit etwas Konfitüre
Mittags: Gemüseeintopf, 1 Stück frisches Obst
Abends: Gemüseeintopf, 1 Stück frisches Obst

Morgens: gekochter Reis mit Apfelmus
Mittags: Gemüseeintopf
Abends: Tomatensalat mit frischen Zwiebeln und Basilikum, Balsamico-Creme, Salz und Pfeffer, 1 Scheibe Vollkornbrot, 1 Stück frisches Obst

Bestandsaufnahme

Anwendungen:

....

....

Reaktion von Körper und Haut:

....

....

Wie geht es weiter?

....

....

....

....

So geht es mir jetzt:

....

....

....

Selbsthilfe leicht gemacht

Fußwechselbad

Die Füße sollten vor dem Kaltbad angenehm warm sein. Ein geeignetes Gefäß mit 20 °C kaltem Wasser, das andere mit 38 °C warmem Wasser füllen (Wasserhöhe bis Wadenmitte). Die Füße für einige Minuten ins warme Wasser tauchen, dann für circa 10 Sekunden ins kalte. Mehrfach wechseln. Anschließend sorgfältig abtrocknen, eventuell eincremen und Strümpfe/Socken/Schuhe anziehen.

Senfmehlfußbad

Einen Esslöffel Senfmehl ins angenehm temperierte Wasser geben (Fußbadewanne o. Ä., Badethermometer benutzen), umrühren oder mit einem Schneebesen kurz aufschlagen. Die Füße knapp 10 Minuten baden, oder kürzer, wenn Hautrötung auftritt. Mit klarem Wasser gründlich abspülen, sorgfältig abtrocknen, eventuell eincremen. Durch die Senföle kommt es zu einer intensiven Durchblutung und Durchwärmung der Füße.

Tipp: Senfmehl erhalten Sie in der Apotheke.
Vorsicht: Ein Senfmehlfußbad darf nur gemacht werden, wenn keine Verletzungen der Haut vorliegen, also die Haut an den Füßen unversehrt ist! Sollte eine Polyneuropathie vorliegen, fragen Sie vorher Ihren behandelnden Arzt! In der Schwangerschaft sollten Sie auf ein Senfmehlfußbad verzichten.

Knieguss (kalt oder wechselwarm)

Der Wasserstrahl wird vom rechten Fuß (Außenseite) über den Unterschenkel bis knapp über die Kniescheibe geführt, dann wird die Innenseite nach unten begossen. Anschließend auf der linken Seite ebenso vorgehen. Dann noch beide Fußsohlen. Zum Schluss das Wasser mit den Händen abstreifen und die Füße nur zwischen den Zehen sorgfältig abtrocknen. Eventuell eincremen und Strümpfe/Socken/Schuhe anziehen.

Heißwassertrinkkur

Eine Art Geheimtipp aus der Traditionellen Chinesischen Medizin und auch dem Ayurveda, der traditionellen indischen Medizin, ist die Heißwassertrinkkur. Sie wird folgendermaßen durchgeführt: Wasser ohne Kohlensäure für einige Minuten kochen lassen. In einer Thermoskanne warm halten und alle Viertel- oder halbe Stunde drei bis fünf Schlucke trinken (gut warm, nicht zu heiß). Wichtiger als die absolute Menge soll die Häufigkeit sein.

Das schluckweise Trinken beruhigt und vermindert Anspannung. Auch der Darm entspannt sich, wodurch die Verdauung reguliert wird. Es reinigt, und es reduziert starkes Verlangen nach Süßigkeiten. Auch Kopfschmerzen und Mattigkeit werden gelindert, ebenso Schmerzen in den Gelenken und im Rücken. Unbedingt ausprobieren!

Ölziehen

Ein bewährtes Hausmittel aus der Volksheilkunde ist das Ölziehen. Es reduziert schädliche Keime im Mund, regt den Stoffwechsel an und strafft das Zahnfleisch, macht es widerstandsfähiger.

Einen Esslöffel pflanzliches Speiseöl (traditionell wird Sonnenblumenöl genommen) in den Mund nehmen und durch die Zähne ziehen, als wollten Sie den Mund damit kräftig spülen. Nach einigen Minuten, wenn das Öl weißlich geworden ist, in ein Küchentuch o. Ä. ausspucken. Die beste Wirkung entfaltet das Ölziehen morgens, wenn Sie es anwenden, bevor Sie etwas essen oder trinken.

Dos & Don'ts

Den wichtigsten Rat zum Thema Kneipp-Anwendungen kann man gar nicht oft genug wiederholen: Kaltwasseranwendungen sollen immer nur am warmen Körperteil durchgeführt werden. Kalte Füße müssen also erst aufgewärmt werden, bevor man beispielsweise einen kalten Kniguss macht. Ein weiterer wichtiger Tipp betrifft die Dauer der Kneipp-Anwendung: Hören Sie unbedingt auf, wenn die Anwendung sich sehr unangenehm anfühlt. Konkret heißt das: Ein ansteigendes Fußbad endet, wenn das Wasser als wirklich heiß empfunden wird. Eine Anwendung mit kaltem Wasser muss enden, wenn ein sogenannter Kälteschmerz einsetzt. Die Faustregel lautet: Es soll ein kräftiger Reiz entstehen, aber kein Schmerz.

Meine ganz persönlichen Tipps:

Schritt für Schritt

Vorher:

....

....

....

Nachher:

....

....

....

Mein Meilenstein

Was habe ich erreicht?

Gibt es Möglichkeiten, wie Sie sich selbst wirksam und dauerhaft mehr Wohlbefinden gönnen können? Welche Maßnahmen können Sie treffen, um mehr Ausgleich in Ihrem Leben zu schaffen und Orte der Erholung zu finden? Gibt es Anwendungen, die Sie gern routinemäßig in Ihren Alltag einbauen würden? Können Sie sich mit anderen Menschen zusammen-tun, um solche Routinen leichter zu entwickeln und mit Spaß und Freude am Ball zu bleiben?

Das hat mir gutgetan:

....

....

....

....

....

....

Zusammenfassung

Natürliche Hilfen für Leib und Seele werden nicht dazu führen, dass Ihr Diabetes verschwindet. Das kann Ihnen niemand versprechen, und wer es Ihnen verspricht, der kann es nicht halten. Aber Sie können viel für Ihr Wohlbefinden – gerade auch das Ihrer Füße! – tun, wenn Sie auf natürliche Hilfen zurückgreifen. Dazu noch ein bisschen mehr Bewegung (30 Minuten am Tag genügen) und eine gesunde – oder doch wenigstens gesündere – Ernährung, und Sie haben viel für ein gutes Lebensgefühl getan.

Dafür genügen oft schon ganz einfache Mittel. Kneipp'sche Wasseranwendungen sind eine bewährte und schonende Methode, die man nach kurzer Anleitung gut zu Hause durchführen kann. Wer sich einmal daran gewöhnt hat, sie regelmäßig zu machen, hat damit eine »Hausapotheke« für alle Fälle zur Hand. Denn Kneipp-Anwendungen eignen sich auch wunderbar zum Stressabbau, stärken die Blutgefäße und sorgen für einen guten Schlaf.

Noch ein Tipp gefällig? Auch wenn das leichter gesagt als getan ist: Hören Sie bitte mit dem Rauchen auf! Oder fangen Sie gar nicht erst damit an!

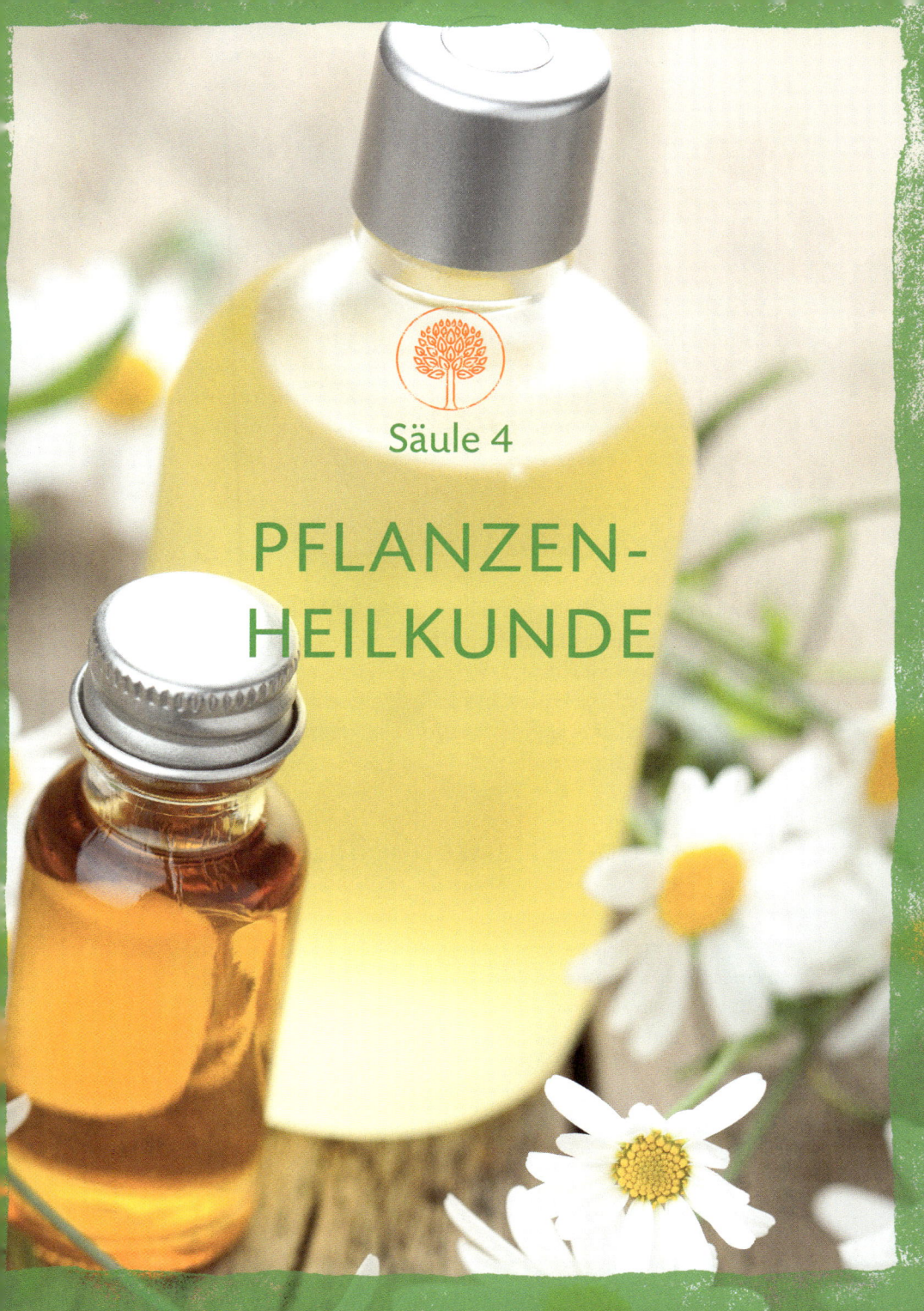

Säule 4

PFLANZEN-HEILKUNDE

Wie Pflanzen helfen können

Die Phytotherapie nutzt Pflanzen oder Pflanzenbestandteile zur Linderung von Beschwerden und Krankheiten. Zum einen kennt man sie als natürliches Mittel zur Selbsthilfe in der Volksheilkunde. Zum anderen existieren apothekenpflichtige pflanzliche Arzneimittel in fester oder flüssiger Form, die in ihren Wirkstoffen standardisiert sind.

Die Grenzen sind fließend

Die Grenze zwischen Phytotherapie (Pflanzenheilkunde), Nährstofftherapie und Ernährungsmedizin ist fließend. Wenn man z.B. bei einer Magen-Darm-Unpässlichkeit zwei Tassen Kamillenblütentee trinkt und statt eines »normalen« Frühstücks lediglich einen Vollkornzwieback zu sich nimmt, hat man eine Kombination aus Pflanzenheilkunde und Ernährungsmedizin angewandt.

Diabetes und Pflanzenheilkunde

Für Diabetes sind die sonst äußerst vielfältigen Möglichkeiten der Pflanzenheilkunde wenig erforscht und daher nur eingeschränkt nutzbar. Neben einer Rückbesinnung auf europäische Heilkräuter und -gewürze (z. B. nach der heiligen Hildegard von Bingen) werden zunehmend pflanzliche Präparate und Zubereitungen aus außereuropäischen Medizintraditionen angewandt. Die vielversprechendsten Möglichkeiten werden im Folgenden kurz beschrieben.

Wenn Sie Mittel aus der Pflanzenheilkunde nutzen wollen, besprechen Sie bitte mit Ihrem Arzt, was Sie vorhaben. Man weiß, dass viele Patienten, die Interesse an Phytotherapie haben, dies ihrem Arzt verschweigen, weil sie nicht belächelt oder verspottet werden möchten. Beim Arzt Ihres Vertrauens sollte diese Sorge unberechtigt sein. Und nur wenn Sie ihn informieren, hat er die Chance, Sie auf mögliche Risiken hinzuweisen, z. B. bei krankhafter Leber- oder Nierenschwäche, Wechselwirkungen mit anderen Medikamenten usw. Behandeln Sie sich also bitte nicht auf eigene Faust! Einige Phytotherapeutika, z. B. Bittermelonenextrakt, verstärken die Wirkung von Insulin, andere schwächen Metformin in der Wirkung ab, sodass von einer Selbstmedikation abgeraten werden muss.

● **Alphaliponsäure** ist eine schwefelhaltige Fettsäure, die in kleinen Mengen vom Körper selbst gebildet wird. Sie hilft nach Auskunft einiger Studien bei Neuropathie. Sie ist enthalten z. B. in: Broccoli, Biofleisch, Erbsen, Naturreis, Rosenkohl, Spinat, Tomate.

● **Ashwagandha,** der sogenannte Indische Ginseng, wird hauptsächlich in der traditionellen indischen Medizin, dem Ayurveda, eingesetzt.

● **Austernpilze** zeigten in Studien einen Effekt auf Blutzucker und Insulin, allerdings reicht die Datenlage für allgemeine Empfehlungen nicht aus. Man kann jedoch sagen, dass der Verzehr von Pilzen, besonders von Austernpilzen, günstig für Diabetiker ist.

● **Bittermelonenextrakt** (Bittergurke) zeigte in einigen kleineren Studien eine blutzuckersenkende Wirkung. Mit Bittermelone werden in der Traditionellen Chinesischen Medizin Gerichte gekocht. Neuerdings gibt es auch Bittermelonentee, aus dem ein Getränk zubereitet werden kann. Bittermelone sollte nicht während der Schwangerschaft genommen werden.

● **Bockshornklee** kann den Blutzuckerspiegel senken, ebenso die Blutfette, vermutlich über die Ballaststoffwirkung. Darüber hinaus wirkt er auch stuhlregulierend. Ob er Diabetes-Medikamente teilweise ersetzen kann, ist noch nicht bekannt, dazu fehlen Studien. Man nimmt ihn zusammen mit den Mahlzeiten ein.

● **Chrom** ist ein essenzielles Spurenelement, das intensiv mit dem Zucker- und Fettstoffwechsel verknüpft ist. Es beeinflusst den Insulinspiegel und die Insulinwirkung über die Insulinrezeptoren und wird deshalb in der Nährstofftherapie eingesetzt. Im Tierversuch konnte Chrom die insulinproduzierenden Zellen der Bauchspeicheldrüse günstig beeinflussen. Überdies zeigte sich eine antidepressive und angstlösende Wirkung. Wir nehmen es auf mit: Broccoli, Bierhefe, Weizenkeimen, Eiern, Fisch und Fleisch, Früchten, Vollkornprodukten, Alfalfa (Sprossen).

● **Curcumin** aus der Kurkumawurzel (Gelbwurz) unterstützt den Organismus insgesamt, vor allem wirkt es antientzündlich und leberstärkend. Man sollte es häufig zum Würzen nehmen und/oder pur als Kuranwendung, z. B. 1 Teelöffel Kurkumapulver (in Bioqualität) in heißem Wasser auflösen und trinken oder zu einem Glas Gemüsesaft mit ein paar Tropfen Lein- oder Hanföl und einer Prise Pfeffer (sie erhöht die Aufnahme des Curcumins um ein Vielfaches). Wir empfehlen den als »Goldene Milch« bekannt gewordenen Trunk aus 200 ml Hafermilch, Reismilch, Hirsemilch oder Kuhmilch (nach persönlicher Vorliebe), 1 Teelöffel Kurkuma, 1 Messerspitze Zimt, 1 Prise Pfeffer und eventuell 1 Teelöffel Agavensirup, Vollrohrrohrzucker, Maulbeersirup oder eine Prise Stevia.

● **Essig,** ein klassisches Hausmittel, zum Essen genommen (jeweils 1 bis 2 Teelöffel in einem Glas Wasser), senkt den Blutzuckeranstieg. Verwenden Sie einen biologisch hergestellten Apfelessig dazu.

● **Ginseng,** eine der wirksamsten Heilpflanzen, ist grundsätzlich einen Versuch wert, da die senkende und stabilisierende Wirkung auf den Blutzuckerspiegel relativ gut belegt ist.

● **Hülsenfrüchte** tragen durch ihre Inhaltsstoffe, insbesondere durch die Ballaststoffe, zu einer besseren Blutzuckerregulation bei; eine tägliche Ration von z. B. roten Linsen (blähen am wenigsten), Kichererbsen oder Mungobohnen ist empfehlenswert.

● **Konjacwurzel-Extrakt** besteht größtenteils aus Glucomannan. Glucomannane, eine Art Stärke, stabilisieren den Blutzucker, und es wird ihnen sogar eine positive Wirkung bei Insulinresistenz zugeschrieben. Sie gelten als hilfreich beim Gewichtsmanagement. Konjac-Extrakt gibt es als Pulver, in Kapseln und auch zu Nudeln verarbeitet (wie Glasnudeln). An sich ist es ein Quellmittel und entfaltet dadurch einen Sättigungseffekt.

● **Koriander** soll blutzuckersenkend wirken. Diese hocharomatische Pflanze passt zu vielen Gerichten, hat jedoch einen sehr speziellen Charakter. Sie schmeckt nicht jedem. Die Samenkörner und das frische Kraut werden verwendet.

● **Kudzu** wird in der traditionellen asiatischen Medizin auch zur Behandlung von Diabetes eingesetzt. Es handelt sich um eine Art Stärkepulver aus der Wurzel eines weinrankenähnlichen Gewächses, das man in Speisen verwenden kann (geschmacksneutral, zum Andicken geeignet). Überdies soll es die Lust auf Alkohol verringern. Es lässt sich leicht in kaltem Wasser auflösen. Gibt man es in kochende Flüssigkeit, dickt diese sofort an. Für Soßen und Süßspeisen das hochwertigste Bindemittel! Kudzu enthält auch Eiweißbausteine, Mineralien und weitere sekundäre Pflanzenstoffe. Es ist sehr basisch.

● Milde Bitterstoffdrogen wie z. B. **Tausendgüldenkraut** oder Schafgarbe unterstützen Leber und Galle, verbessern damit den Stoffwechsel insgesamt und auch den Zuckerstoffwechsel und helfen beim Entgiften. Am besten als Tee (Aufguss) trinken. Die wohltuende Wirkung ist auch bei Bitterstoffen in Lebensmitteln wie Chicorée, Endivie, Rauke/Rucola, Grapefruit usw. festzustellen.

● **Zimt** wirkt auf die Insulinrezeptoren und hilft so, den Blutzucker zu senken. Man kann den Zimt so, wie er als Gewürz erhältlich ist, verwenden, z. B. zu Apfelreis.

Wie super sind Superfoods?

Lebensmittel, die außergewöhnlich reich an Nährstoffen sind und sich dadurch besonders positiv auf die Gesundheit auswirken sollen, werden Superfoods genannt. Manche sollen zudem den Köper entgiften oder entzündungshemmend wirken.

Allerdings sollte man (immer) umso vorsichtiger sein, je größer die Versprechen sind. Dank einer gut ausgedachten Marketingstrategie gibt es derzeit einen regelrechten Hype um Superfoods. Früchte und Samen wie Açaí, Chia, Goji, Maqui oder Moringa werden als wahre Heilsbringer angepriesen. Manche sind auch bestimmt gesund, und einige besitzen auch einen hohen Gehalt an wertvollen Substanzen. Dennoch: Zu viel des Guten ist eben auch zu viel. Manche exotischen Lebensmittel bergen das Risiko, Allergien oder Unverträglichkeiten auszulösen. Auch sind Superfoods manchmal mit Schadstoffen belastet und im Vergleich zu heimischen Gemüsen und Früchten mitunter sehr teuer. Bis jetzt gibt es keine offizielle Definition oder gesetzliche Regelung, was unter »Superfoods« zu verstehen ist. Wissenschaftlich gesicherte Daten zum Nutzen oder auch zum Schaden sind noch mehr als lückenhaft. Gegen frische oder getrocknete Superfoods (in Maßen gegessen) ist im Prinzip nichts einzuwenden. Produkte in Kapsel- oder Tablettenform haben in einer gesunden Mischkost nichts verloren. Außerdem können Superfoods in konzentrierter Form auch Wechselwirkungen mit Arzneimitteln verursachen.

Heimische Lebensmittel sind auch super

Anstelle der Açaí-Beeren können Brom-, Holunder- oder Heidelbeeren gegessen werden. Kirschen, rote Weintrauben und Rotkohl besitzen ebenfalls einen besonders hohen Gehalt an antioxidativen Stoffen. Leinsamen sind reich an Omega-3-Fettsäuren und Ballaststoffen. Es müssen also keineswegs immer Chia-Samen sein. Reich an sekundären Pflanzenstoffen sind z. B. Zwiebel, Lauch, Schnittlauch und Knoblauch, zudem alle Kohlsorten, Rettich, Hülsenfrüchte, Zitrusfrüchte, Pflanzenöle, Kerne und Nüsse, Kartoffeln und Vollkorngetreide.

Vorher:

....

....

Nachher:

....

....

Mein Meilenstein

Was habe ich erreicht?

Haben Sie im Zusammenhang mit Ihrem Diabetes oder anderen gesundheitlichen Themen schon gute Erfahrungen mit Hausmitteln gemacht? Gibt es in Ihrer näheren Umgebung, in Ihrer Familie oder im Freundeskreis, kluge Menschen, die sich mit natürlichen Heilmitteln auskennen? Dann suchen Sie das Gespräch mit ihnen und probieren Sie natürliche Mittel in aller Offenheit und unverkrampft aus. Ohne allzu große Skepsis, aber auch ohne übertriebene Hoffnungen auf »Wundermittel«. Ihrem Wohlbefinden nützen natürliche Mittel allemal.

Das hat mir gutgetan:

....

....

....

....

....

....

....

....

....

Zusammenfassung

Betrachten Sie die Pflanzenheilkunde als ergänzende Möglichkeit. Die Wirkung ist individuell unterschiedlich. Ihr Wohlbefinden können pflanzliche Mittel sicher stärken – auf die eine oder andere Weise. Der Blutzucker kann gesenkt, aber nicht normalisiert werden. Denken Sie daran: Ein Zaubermittel wurde noch nicht entdeckt, und keine Pflanze oder spezielle Substanz kann einen ungünstigen Lebensstil ungeschehen machen bzw. »ausgleichen«, so schön die Vorstellung auch ist. Und bitte: Keine Alleingänge ohne Ihren Arzt! Das Risiko, wenn Sie an Ihren Medikamenten auf eigene Faust etwas verändern, ist einfach zu groß.

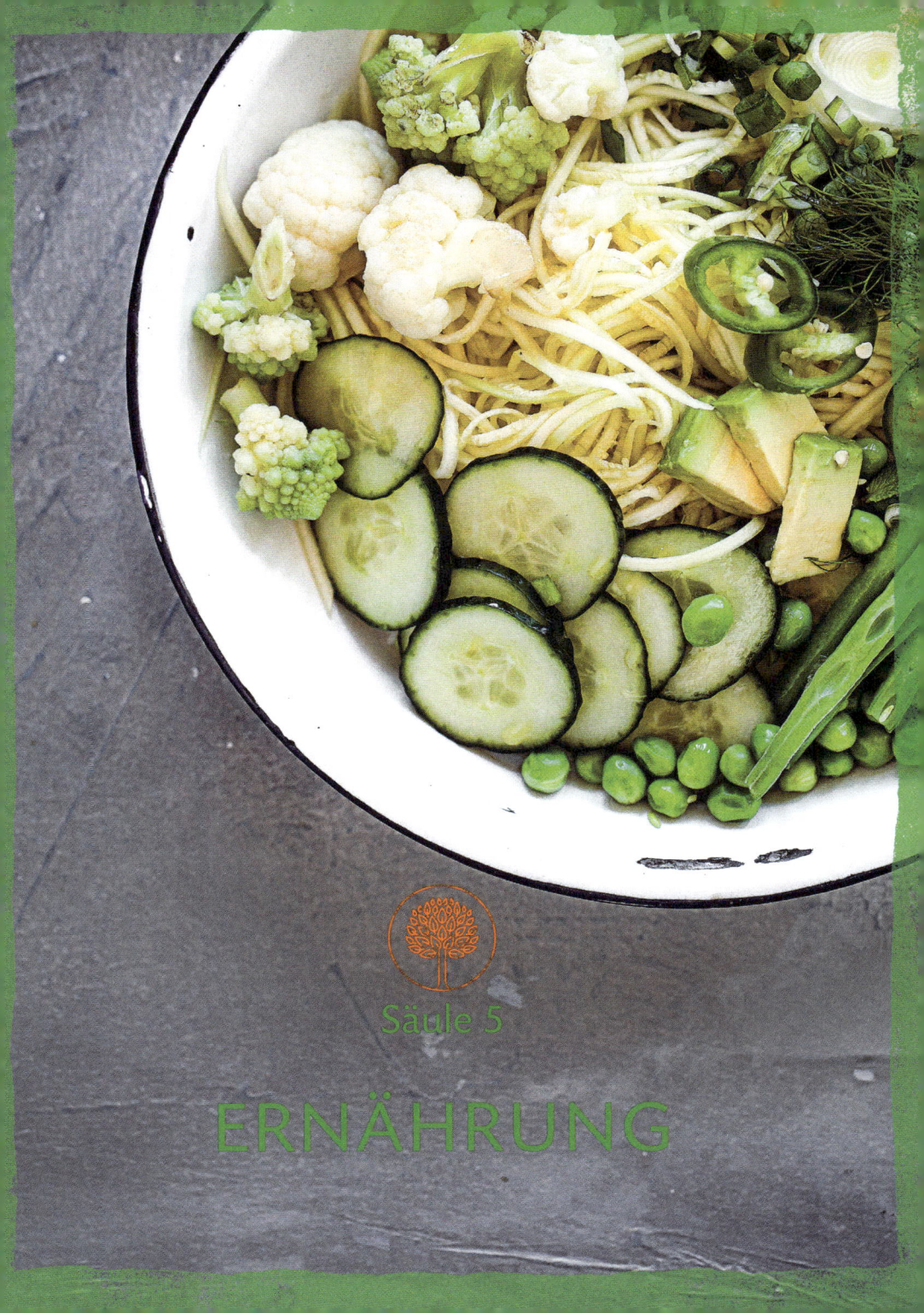

Säule 5

ERNÄHRUNG

Die wichtigste Säule zuletzt – Ihre Ernährung

Sie ahnten oder wussten es bereits: Die Ernährung ist einer der wichtigsten Einflussfaktoren auf Ihren Behandlungserfolg, für manche sogar das absolut vorrangige Therapieverfahren! Heutzutage sind die Empfehlungen im Wesentlichen die gleichen wie für Nichtdiabetiker.

Selbstverständlich profitieren auch Menschen ohne Diabetes langfristig von einer gesunden, zuckerarmen und ballaststoffreichen Mischkost. Anstatt eine radikale Umstellung vorzunehmen, kommt es mehr darauf an, bisherige Gewohnheiten rund ums Essen zu überdenken und manche durch ein neues, gesünderes Essverhalten zu ersetzen. Leichter gesagt als getan? Zugegeben: Veränderungen, so klein sie auch sein mögen, fallen nicht immer leicht. Daher noch einige Informationen, um Ihre Motivation zu stärken:

+ Gesundes Körpergewicht verbessert nicht nur Ihre Blutzuckerwerte, sondern auch Ihren Blutdruck und die Blutfettwerte. 5 Kilogramm weniger Fett können schon bewirken, dass Sie Medikamente reduzieren oder sogar weglassen können.
+ Es gibt keine strikten Verbote. Vielmehr geht es darum, sich bewusst zu machen, welches Essverhalten und welche Nahrungsmittel helfen, Ihre Gesundheit wiederherzustellen oder zu schützen.
+ Essen Sie drei Hauptmahlzeiten pro Tag. Obst möglichst nur als Nachtisch, nicht separat als Snack. Wenn es geht, keine Zwischenmahlzeiten.
+ Sie dürfen alle Gemüse- und Salatsorten sowie frische Kräuter essen, so viel Sie mögen.
+ Sättigend sind Hülsenfrüchte wie Erbsen, Bohnen, Linsen, Kichererbsen und Sojabohnen. Rote Linsen und Mungobohnen verursachen die wenigsten Blähungen.

+ Bei Back- und Teigwaren Vollkornprodukte bevorzugen! Sie spenden mehr Mineralien, Vitamine, Spurenelemente und Faserstoffe. Die brauchen wir alle, und wenn ein Diabetes vorliegt, umso mehr! Das betrifft B-Vitamine, Magnesium, Chrom, Vitamin E usw. Oft schmecken sie nach einer Phase der Umgewöhnung vollmundiger und aromatischer als die ausgemahlenen, sprich Weißmehlprodukte. Vollkornnudeln und Naturreis finden sich in fast jedem Supermarkt.
+ Wenn Sie selbst backen, ersetzen Sie zunächst einen Teil des weißen Mehls durch Vollkornmehl oder durch einen sogenannten Zwischentyp (z. B. 1050). Je höher die Zahl, desto mehr Ballaststoffe sind enthalten.
+ Empfehlenswert sind zudem Körner und Kerne/Saaten (darf man einweichen, dann sind sie leichter zu kauen), Haferflocken, Kartoffeln und etwas frisches Obst. Besonders angenehm zu kauen und leicht verdaulich sind Getreidesprossen.
+ Wählen Sie Milchprodukte mit einem geringen Fettgehalt.
+ Ungesüßte Tees und Mineralwasser können Sie in beliebigen Mengen trinken.

BESTANDSAUFNAHME UND ERNÄHRUNGSTAGEBUCH

Am besten verschaffen Sie sich zuallererst einen Überblick über Ihre bisherigen Ernährungsgewohnheiten. Dazu empfehlen wir, für ein bis zwei Wochen alles zu notieren, was Sie essen oder trinken. Das mag ein wenig lästig sein, aber so erhalten Sie den vollen Überblick, was Sie normalerweise zu sich nehmen. Notieren Sie in Ihrem Ernährungsprotokoll, was, wann, wie viel (Portionsgröße reicht, eine Küchenwaage ist nicht erforderlich) und warum (Hunger, Appetit, Langeweile, zu niedriger Blutzucker …) Sie verzehren. Noch nichts verändern, nur aufschreiben! Dann schauen Sie, wo Sie Veränderungswünsche haben bzw. welche Möglichkeiten Sie sehen. Wenn Sie damit allein nicht klarkommen, sorgt ein Termin bei der Ernährungsberatung für Klarheit.

Dos & Don'ts

+ Es gibt keine spezielle Diabetes-Diät. Gesund soll es sein!
+ Diätprodukte sind nicht immer zu empfehlen.
+ Eine ausgewogene, gesunde Mischkost, die Spaß macht, ist gut für Sie.
+ Möglichst fettarm essen und normale Mengen an Kohlenhydraten verzehren.
+ Obst als Nachtisch ist besser als zwischendurch oder sehr spät am Abend.
+ Besser keine Zwischenmahlzeiten. Drei Hauptmahlzeiten sollten genügen.
+ Täglich ausreichend Ballaststoffe einbauen.
+ Es kommt auch auf die Menge an!

Ernährungstagebuch

An diesen Tagen achte ich auf vollwertige Ernährung:

	Morgens:	Mittags:	Abends:
Mo			
Di			
Mi			
Do			
Fr			
Sa			
So			

So süß und doch gefährlich: Zucker

So drastisch es klingt: Größere Mengen Zucker lösen ähnliche Vorgänge im Gehirn aus wie der Konsum von Drogen. Deshalb ist es auch ganz normal, wenn Ihnen der Verzicht schwerfällt. Die gute Nachricht: Geschmack ist Gewohnheitssache. Die Süßschwelle sinkt, wenn wir weniger Süßes essen. Aber davor liegt eben diese Phase der Umgewöhnung (Tage bis Wochen). Dies hängt individuell davon ab, wie konsequent die Herangehensweise ist.

Dass Kuchen und Schokolade einen hohen Zuckergehalt haben, weiß wohl jeder. Jedoch enthalten auch Lebensmittel große Mengen an Zucker, bei denen man es gar nicht erwartet. Diese können dann zu gefährlichen Dickmachern werden, und wenn man Diabetes hat, erschweren sie die Blutzuckereinstellung ungemein.

Achten Sie beim Einkauf deshalb immer auf die Zutatenliste. Wenn auf der Zutatenliste etwas mit der Endung »-ose« oder »-sirup« aufgeführt wird, dann ist das Zucker! Die Werbestrategen denken sich immer wieder neue Formulierungen aus, die Ihnen einen geringen Zuckergehalt vorgaukeln sollen.

Die schlimmsten Zuckerfallen

Limonade/Cola

Fertigmüsli

Dosenobst

Süßigkeiten

Tomatenketchup

Fruchtjoghurt

Instant-Tee und fertige Teegetränke aus dem Tetrapack

Rotkohl aus dem Glas

Götterspeise

Fertigbackwaren

Fertiges Salatdressing

Sekt

Light-Produkte, die große Versuchung

Bei Light-Produkten entsteht schnell das Gefühl, man würde Kalorien und Zucker sparen. Da der Begriff »light« nicht gesetzlich definiert ist, stimmt dies leider nur bedingt. Lassen Sie sich also von »schlanken« Produkten und Werbeaussagen nicht verführen. Achten Sie trotzdem immer auf die Zutatenliste und die Nährwertangaben.

Fette – Klasse statt Masse

Fette sind reichlich enthalten in fettem Fleisch, fettem Fisch, Butter, Margarine, Ölen, Nüssen, Chips, frittierten Lebensmitteln und Fertigbackwaren. Sie erhöhen nicht den Blutzucker, haben aber in Bezug auf Ihre Gesundheit sehr unterschiedliche Eigenschaften. Generell lässt sich sagen: Sie sollten in Ihrer Ernährung einen möglichst hohen Anteil an den sogenannten Omega-3-Fettsäuren anstreben. Sie sind in fettem Seefisch, in Lein- und Hanföl, Rapsöl, Walnüssen und in einigen Spezialölen wie Perillaöl bzw. Spezialprodukten wie z. B. Krillöl oder Algenöl enthalten, ebenso in dunkelgrünem Gemüse wie Grünkohl, Brokkoli und Portulak. Damit tun Sie auch Ihren Gehirn- und Nervenzellen etwas Gutes, ebenso der Herz- und Gefäßgesundheit. Auch bei einem zu hohen Cholesterinspiegel helfen Omega-3-Fettsäuren.

Weniger günstig sind Omega-6-Fettsäuren, wie sie in rotem Fleisch, in Sonnenblumen-, Distel und Maiskeimöl vorhanden sind. In Fertigprodukten werden sie viel zu reichlich verwendet. Auch dies ist ein Grund, lieber selbst zu kochen.

Das einfach ungesättigte Olivenöl ist sehr gesund, hat aber nicht viel von den Omega-3-Fettsäuren und sollte nur für Kaltzubereitungen verwendet werden, da es hohe Temperaturen nicht gut übersteht. Rapsöl kann durchweg zum Kochen verwendet werden. Leinöl können Sie in Kräuterquark geben, Hanföl ins Salatdressing.

Eiweiße (Proteine) –
Baustoff und Energieträger zugleich

Zu den eiweißreichen Lebensmitteln gehören in erster Linie Produkte tierischen Ursprungs wie z. B. Fleisch, Wurstwaren, Fisch, Milchprodukte und Eier. Jedoch besitzen auch pflanzliche Produkte einen nennenswerten Eiweißgehalt. Hierzu zählen insbesondere Hülsenfrüchte, Sojaprodukte, Nüsse und Saaten sowie Getreide (gerade auch die neuerdings bekannten Sorten wie Quinoa/Inkahirse) und auch die Kartoffel. Eiweiß ist ein Energielieferant und unverzichtbarer Baustoff und im ganzen Körper notwendig, vom Knochen über das Blut bis zur Schleimhaut und zum kleinen Fingernagel. Ein normaler Eiweißkonsum erhöht nicht den Blutzucker.

Ballaststoffe

Sie heißen auch Faserstoffe und sind unverdauliche Nahrungsbestandteile, für deren Verwertung uns entsprechende Enzyme fehlen. Sie sind in Vollkornprodukten, Gemüse und Obst enthalten. Auch wenn wir Menschen aus ihnen kaum Energie ziehen können, haben sie dennoch viele positive Eigenschaften und gehören unbedingt zu einer gesunden Ernährung. Ballaststoffe verhindern eine schnelle Aufnahme der gegessenen Kohlenhydrate und verhindern damit hohe Blutzuckerspitzen nach den Mahlzeiten. Die Empfehlung der Deutschen Gesellschaft für Ernährung (DGE) von 30 Gramm Ballaststoffen pro Tag wird meist nicht erreicht.

· · · ·UND DAS SOLLTEN SIE WISSEN· · · ·

Wenn Sie bislang nicht so ballaststoffreich gegessen haben sollten, dann sollten Sie die Menge erst langsam steigern. So kann sich Ihr Verdauungstrakt daran gewöhnen. Und ganz wichtig: Immer viel Wasser trinken!

Portionsgröße: Die Menge macht's

Zu schnelles und gedankenloses Essen sind Gründe, weshalb wir viel zu viel pro Mahlzeit essen. Beim Mittagessen in der Kantine brauchen wir für unsere Mahlzeit oft nur 15 Minuten. Zu Hause läuft währenddessen auch noch nebenbei in vielen Haushalten der Fernseher, es wird gelesen oder auf das Handy geschaut. Kein Wunder also, dass wir kaum mitbekommen, was und wie viel am Ende des Tages (und manchmal darüber hinaus) in den Mund gelangt. Auch das Sättigungsgefühl wird bei zu viel Ablenkung schlechter bemerkt. Bei abgepackten Produkten wird meist aufgegessen, was in der Tüte ist.

. . . .UND DAS SOLLTEN SIE WISSEN. . . .
Das Sättigungsgefühl tritt erst nach 20 Minuten ein.

Alkohol

Man soll die Feste feiern, wie sie fallen! Wer trotz Diabetes einmal auf den Putz hauen möchte, sollte aber gewisse Dinge beachten, damit die Feier in guter Erinnerung bleibt. Wenn Sie folgende Regeln beachten, können Sie ganz ohne das Risiko einer Unterzuckerung die Feier genießen:

+ Spritzen Sie für die Kohlenhydrate in alkoholischen Getränken kein Insulin.
+ Zwischendurch auch mal ein Glas Wasser trinken.
+ Der Blutzuckerspiegel sollte öfter kontrolliert werden.
+ Die Insulindosis ist gegebenenfalls anzupassen.
+ Medikamente sollten eventuell ausgesetzt werden.
+ Wenn getanzt wird, bitte zwischendurch eine Kleinigkeit essen.
+ Traubenzucker immer griffbereit halten.
+ Vor dem Schlafengehen einen Blutzuckerwert von etwa 180 mg/dl anstreben.
+ Gegebenenfalls den Wecker stellen, um den Blutzucker nach ein paar Stunden erneut zu überprüfen.

Flüssigkeitszufuhr

Der Mensch benötigt täglich im Durchschnitt 1,5 bis 2,5 Liter Flüssigkeit. Gedeckt wird der Bedarf durch Getränke und wasserreiche Lebensmittel. Ihre optimale Trinkmenge errechnen Sie, indem Sie pro Kilogramm Körpergewicht 30 Milliliter rechnen. Wer 70 kg wiegt, trinkt 2.100 ml, also gut 2 Liter. Wer 50 kg wiegt, ist mit 1,5 Litern gut versorgt. Die gute Nachricht: Es zählt alles dazu. Die Hälfte allerdings sollte Wasser sein. Der Flüssigkeitsbedarf kann unter bestimmten Umständen erhöht sein: Sommerhitze, Sport, Saunagänge, trockene Heizungsluft, Fieber, Durchfall, langer Aufenthalt in klimatisierten Räumen und hoher Blutzucker! Lieber etwas mehr trinken als zu wenig. Flüssigkeitsmangel bedeutet für den Körper Stress. Das Durstgefühl ist aus verschiedenen Gründen nicht immer verlässlich. Besser überprüfen Sie Ihre Trinkmenge von Zeit zu Zeit mittels eines Trinkprotokolls. Drei Tage hintereinander reichen schon aus, um Ihnen einen Überblick über Ihr Trinkverhalten zu verschaffen.

· · · ·UND DAS SOLLTEN SIE WISSEN· · · ·

Sollte Ihr Hausarzt oder ein behandelnder Facharzt eine andere Trinkmenge verordnet haben, halten Sie sich bitte daran, denn dann liegt eine individuelle Situation vor, die dies erforderlich macht.

Süßstoffe – Süßungsmittel aus dem Labor

Süßstoffe (Saccharin, Cyclamat, Thaumatin, Steviosid, Aspartam usw.) sind synthetisch hergestellte oder natürliche Ersatzstoffe für Zucker. Der Verdacht, dass sie Krebs hervorrufen könnten, ist weitgehend, aber noch nicht endgültig vom Tisch.

Durch den Einsatz von Süßstoffen können Kalorien eingespart werden, und sie haben keinerlei Auswirkung auf den Blutzucker.

In der Naturheilkunde haben Süßstoffe dennoch keinen allzu hohen

Stellenwert. Es sind Substanzen, von denen noch nicht ganz klar ist, wie sie verstoffwechselt werden. Überdies halten sie die Süßschwelle hoch (das ist die Menge, die die Süßrezeptoren auf der Zunge brauchen, bis sie »süß« melden). Auch deshalb wird in der Naturheilkunde zurückhaltend und natürlich gesüßt. Natürliche Steviaprodukte (Süßkraut) werden gegenüber künstlichen Süßstoffen bevorzugt.

Doch auch in Bezug auf Süßstoffe gilt die Feststellung von Paracelsus: Die Menge macht, ob ein Ding ein Gift ist. Zwei Tropfen im Quarkdessert, eine Tablette im Kaffee … absolut vertretbar. Wenn es aber pro Tasse Kaffee schon drei Tabletten sind und dann etliche Tassen pro Tag plus die Tropfen in der Süßspeise … dann ist Vorsicht angebracht.

Zuckeraustauschstoffe haben einen ähnlich hohen, teilweise auch geringeren Energiegehalt als Zucker, wirken aber nicht auf den Blutzucker. Sie führen jedoch in größeren Mengen bei vielen Menschen zu Unverträglichkeiten wie Blähungen, Rumoren im Gedärm und Durchfall. Nicht umsonst wurden die »Diabetiker-Lebensmittel« von der Bundesregierung abgeschafft. Sie konnten nicht im Geringsten halten, was sie versprachen.

Brotbelag – ordentlich was drauf

Es gibt fettarme Wurstsorten wie Kassler, Roastbeef, Corned Beef, Sülze, kalten Braten, gekochten oder rohen Schinken ohne Fettrand, Bündner Fleisch, Puten- und Hähnchenbrust. Wurstsorten, bei denen man die Fleischstruktur nicht mehr sieht (z. B. Fleischwurst), sind meistens fettreich. Wer gerne herzhaft isst, wird auch bei vegetarischen Brotaufstrichen fündig.

Fettarme Käsesorten haben pro 100 Gramm weniger als 30 Prozent Fett i. Tr. (Fett in der Trockenmasse) oder 15 Gramm Fett absolut. Auch bei Frischkäse sollten Sie die Mager- oder Halbfettstufe wählen. Frischkäse kann gut mit Gemüse und frischen Kräutern verfeinert werden und sogar als Butterersatz dienen. Wenn Ihnen fettarmer Schnittkäse nicht schmeckt, dann kaufen Sie die Sorte, die Sie mögen, und versuchen an anderer Stelle Kalorien einzusparen.

Wer es lieber süß mag, sollte auf Konfitüren oder Marmeladen mit hohem Fruchtanteil zurückgreifen. Dünn gestrichen ist auch Honig oder Zuckerrübensirup möglich. Sie sind in jedem Fall die bessere Alternative als fett- und kalorienreiche Nussnougatcremes.

. . . .UND DAS SOLLTEN SIE WISSEN. . . .

Apfelscheiben auf Frischkäse schmecken süß und erfrischend. Auch Scheiben von Birnen, z. B. der Sorte Williams Christ, sind lecker.

Fünf am Tag (Aktion der Deutschen Gesellschaft für Ernährung)

Zu einer gesunden und ausgewogenen Ernährung gehören Obst und Gemüse. Sie enthalten neben Ballaststoffen auch wichtige Vitamine und Mineralstoffe. Die Deutsche Gesellschaft für Ernährung (DGE) empfiehlt eine Zufuhr von fünf Portionen Obst und Gemüse am Tag. Der Bedarf an wichtigen Nährstoffen kann somit auf natürliche Art und Weise gedeckt werden. Lecker ist es sowieso. Empfehlenswert ist jedoch, gerade bei Diabetes, nur zwei Portionen Obst am Tag zu verzehren. Obst ist zwar gesund, enthält jedoch auch Zucker. Die Gemüseanzahl ist aber nicht begrenzt. Hier können Sie bedenkenlos zugreifen.

Fünf Portionen hören sich für Sie viel an? Leichter, als man denkt, kommt man auf die gewünschte Anzahl. Essen Sie zum Frühstück ein Müsli mit frischem Obst. Mittags gibt es eine große Portion Gemüse als Beilage, und zum Nachtisch genießen Sie einen erfrischenden Obstsalat. Zur abendlichen Brotmahlzeit schlemmen Sie dann einen kleinen Salat.

(Selbst gemachte) Getränke ohne Zucker

Ja, es gibt Getränke ohne Zucker! Wir versprechen Ihnen, selbst wenn man zuckerhaltigen Limonaden und Erfrischungsgetränken abschwört, bleibt eine breite Palette an Getränken ohne Zucker, bei denen so schnell keine Langeweile aufkommt. Bei gekauften Getränken achten Sie immer auf den Zuckergehalt. Einfach auf der Rückseite die Nährstoffangaben überprüfen und mit ähnlichen Produkten vergleichen.

Am allerbesten fahren Sie aber natürlich mit reinem, klarem Wasser. Wir leben in Deutschland in der beneidenswerten Situation, zu jeder Zeit gesundheitlich unbedenkliches Leitungswasser trinken zu können. In vielen Regionen Deutschlands schmeckt das Leitungswasser außerdem auch noch hervorragend. Wer das Wasser gerne etwas aufpeppen möchte, füllt es einfach in eine Karaffe und fügt eine oder mehrere der folgenden Zutaten hinzu:

+ Salatgurkenscheiben
+ Lavendel
+ frisches Basilikum
+ frische Minze
+ frische Erdbeeren
+ Scheiben von Zitrusfrüchten
+ frische Ingwerstücke
+ Apfelschale/Apfelstückchen

Tipp: Bitte darauf achten, dass die Schalen der Zitrusfrüchte unbehandelt sind! Ohnehin sollten Sie am besten immer Bio-Ware kaufen.
Fein schmecken auch gut gekühlte Kräuter- und Früchtetees.

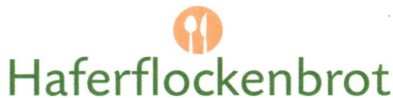

Haferflockenbrot

Diejenigen, die dieses Brot kennen, lieben es bereits. Alle anderen werden es lieben lernen! Einfach in der Zubereitung und ganz ohne großes Tamtam ist es ein wahres Do-it-yourself-Brot der besonderen Art.

Zutaten für ein Brot
- 500 g Vollkornhaferflocken
- 500 g Magerquark
- 3 Eier
- 1–2 Pck. Backpulver
- 1 TL Salz
- *je eine Handvoll Leinsamen und Studentenfutter (nicht zerkleinern)*

Eine Kastenform mit Backpapier auslegen (sehr wichtig, sonst bleibt das Brot in der Form hängen). Alle Zutaten am besten mit den Händen verkneten und danach in die Form drücken. Den Backofen auf 180 bis 200 °C vorheizen und das Brot ca. 1 Stunde backen.

   Nach Belieben kann man das Brot auch nach ca. 50 Minuten schon aus der Form nehmen und dann (ohne Form) die restliche Zeit weiterbacken. So erhält das Brot eine schöne braune Kruste.

Info: Das Brot kann mit anderen Zutaten abgewandelt werden: Kräuter, Knoblauch, Röstzwiebeln, Nüsse, Sesamkörner oder geraspelte Möhren.

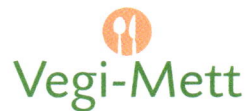

Vegi-Mett

Kaum zu glauben: Es sieht fast so aus und schmeckt auch fast so wie Mett. Jedenfalls ist es eine gut gelungene Alternative zum herkömmlichen Schweinemett und besitzt dabei sogar ein paar Vorteile: Es ist kalorienärmer, länger haltbar und vegetarisch.

Zutaten

100 g	Naturreiswaffeln
2–3	kleine Zwiebeln
40 g	Tomatenmark (das 2-fach konzentrierte schmeckt besser)
	Salz, Pfeffer

Die Reiswaffeln klein bröseln und in eine Schale geben. Etwa 350 ml kaltes Wasser nach und nach dazugeben, bis das Ganze eine mettartige Konsistenz hat. Die klein geschnittenen Zwiebeln und das Tomatenmark dazugeben und mit Salz und Pfeffer abschmecken. Die Masse mit den Händen durchkneten. Ist sie zu trocken, einfach noch einen Schluck Wasser dazugeben. Ist die Masse zu feucht, dann noch etwas zerbröselte Reiswaffel dazugeben.

Anschließend mindestens 5 Stunden, besser über Nacht im Kühlschrank durchziehen lassen. Oft muss man dann noch etwas nachwürzen.

Tipp: Da das Vegi-Mett kaum Fett und Eiweiß enthält, eignet es sich prima für Entlastungstage.

Grünkern-Bolognese

Es muss nicht immer Fleisch sein! Viele pflanzliche Lebensmittel bieten neben wertvollen Nährstoffen auch eine große Bandbreite an geschmacklichen Variationen. Grünkern z. B. hat einen eigenen, sehr angenehmen Geschmack und lässt sich ganz einfach zubereiten. Sie können auch eine »fleischige« Bolognese mit Grünkern und Gemüse wunderbar verfeinern.

Zutaten für 2 Portionen
80 g	*geschroteter Grünkern*
500 ml	*Gemüsebrühe*
1	*Karotte*
1	*Selleriestange*
1	*Zwiebel*
800 g	*gehackte Tomaten (Dosentomaten gehen auch)*
3 EL	*Tomatenmark*
	Etwas Rotwein (gelingt aber auch ohne)
2 EL	*Basilikumblätter*
	Salz, schwarzer Pfeffer
	Etwas Olivenöl zum Braten

Das Olivenöl in einem Topf erhitzen, und den Grünkernschrot vorsichtig anrösten. Die Gemüsebrühe dazugeben und kurz aufkochen lassen. Den Topf vom Herd nehmen, und das Ganze ca. 20 Minuten quellen lassen.

Das Gemüse in kleine Würfel schneiden. In einer beschichteten Pfanne das Olivenöl erhitzen und das Gemüse darin anrösten. Tomatenmark dazugeben und ebenfalls etwas mitrösten lassen. Jetzt wird mit dem Rotwein (oder mit einem Schluck Wasser oder Brühe) das Gemüse abgelöscht, und die Tomaten und der Grünkernschrot zugegeben. Mit Salz und Pfeffer, wahlweise auch Chili oder Paprikapulver abschmecken und ca. 30 Minuten auf kleiner Stufe köcheln lassen. Zum Schluss das gehackte Basilikum dazugeben.

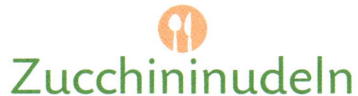

Zucchininudeln

Eine Pasta, die auch Ernährungsbewusste glücklich macht: Zucchininudeln sind vegan, roh und enthalten fast keine Kohlenhydrate. Um die Zucchini in »Spaghetti« zu verwandeln, braucht man keine künstlerischen Fertigkeiten. Die Aufgabe übernimmt ein Spiralschneider, den Sie für wenig Geld im Haushaltswarengeschäft oder im Internet kaufen können.

Zutaten für 4 Portionen
1 kg dünne Zucchini
Etwas Olivenöl
Salz, Pfeffer

Die Zucchini waschen, Enden abschneiden. Mit einem Spiralschneider in lange, dünne Streifen schneiden. Am besten die Seite des Schneiders verwenden, die dünnere Streifen schneidet. Etwas Olivenöl in einer Pfanne erhitzen. Die Zucchininudeln darin ca. 3 Minuten unter Wenden bissfest dünsten. Mit Salz, Pfeffer würzen.

Tipp: Zucchininudeln können auch in einer fertigen Soße kurz mitgaren.

Tomatensoße

Zutaten für 4 Portionen

	Etwas Olivenöl
1	*Zwiebel, gewürfelt*
1	*Knoblauchzehe, gehackt*
1 EL	*Tomatenmark*
100 ml	*Brühe (oder Rotwein)*
1	*kleine Dose Tomaten oder 6 frische Tomaten (gewürfelt)*
1 TL	*Paprikapulver*
1 TL	*Oregano*
1 TL	*Zucker oder Agavendicksaft*
	Salz und Pfeffer

Das Öl in der Pfanne erhitzen. Darin die Zwiebelwürfel anschwitzen, Knoblauch und Tomatenmark dazugeben und ebenfalls etwas anbraten. Danach mit Brühe oder etwas Rotwein ablöschen. Tomatenwürfel dazugeben.

Mit den Gewürzen abschmecken. Mindestens 20 Minuten leicht köcheln lassen. Sollte die Soße zu stark eindicken, geben Sie einfach eine Kelle Nudelwasser, Brühe oder Leitungswasser hinzu.

Tipp: Fertigsoßen kann man gut »aufpeppen«, indem man frisches Gemüse oder Tiefkühlgemüse dazugibt und mitkocht. Sie können die Tomatensoße auch als eine Art Grundsoße portionsweise einfrieren. So haben Sie das nächste Mal Zeit gespart.

Pizza und Flammkuchen

Anders, aber lecker und eine echte Alternative: Pizza ohne Käse! Auch wenn es sich auf den ersten Blick komisch anhört: Probieren Sie es aus, Sie werden begeistert sein. Flammkuchen geht natürlich auch – er ist schön dünn und knusprig.

Hefeteig
Zutaten für ein Backblech

500 g	Mehl (300 g Mehl, Typ 405, und 200 g Dinkelmehl mischen)
1 TL	Salz
20 g	frische Hefe oder 1 Päckchen Trockenhefe
ca. 200 ml	Wasser, lauwarm
2 EL	Olivenöl oder Rapsöl

Alle Zutaten kräftig verkneten, danach den Teig 30 Minuten an einem warmen Platz gehen lassen.

Flammkuchenteig
Zutaten für ein Backblech

2 EL	Öl
125 ml	Wasser
1 Prise	Salz
250 g	Mehl (150 g Mehl, Typ 405, und 100 g Dinkelmehl mischen)

Alle Zutaten kräftig verkneten, danach den Teig in Folie wickeln und 20 Minuten ruhen lassen.

Info: Je nach Mehlmischung benötigt man mal mehr, mal weniger Wasser. Sollte der Teig also zu weich sein, einfach etwas mehr Mehl hinzufügen. Ist er zu trocken, dann etwas mehr Wasser dazugeben.

Möhrenbratlinge

Gemüsebratlinge sind eine leckere und gesunde Alternative zu Frikadellen. Sie sind zwar nicht immer kalorienarm, aber dafür machen sie lange satt. Auch kalt sind sie ein Genuss. Und mit einem feinen Dip (siehe nächste Seite) schmecken Sie noch ein bisschen besser

Zutaten für 4 Portionen

2	*Zwiebeln*
100 g	*Hirse*
200 g	*geriebene Karotten (2–3 Stück)*
100 g	*Vollkornhaferflocken*
1	*Ei*
	Schnittlauch (oder Petersilie)
1 TL	*Salz*
	Pfeffer, Muskat
	Saft von einer halben Zitrone (die andere Hälfte für ein erfrischendes Getränk zum Essen)
3 EL	*Rapsöl zum Braten*

Alle Zutaten miteinander verrühren und zusammenkneten. Ist die Masse zu flüssig oder zu pappig, dann nehmen Sie einfach ein paar mehr Haferflocken hinzu. Etwas Paniermehl hilft auch. Dann die Bratlinge in der Pfanne wie Frikadellen braten.

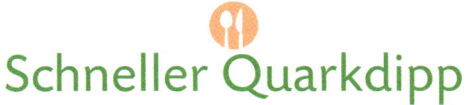

Schneller Quarkdipp

Zutaten für 4 Portionen
1 Pck.   Magerquark
Etwas Mineralwasser mit Kohlensäure
1 EL   Kurkuma (Gelbwurz)
1 EL   Honig
Salz, schwarzer Pfeffer

Den Quark mit Mineralwasser cremig rühren und mit den Gewürzen abschmecken.

Gemüseeintopf

Den König der Suppen, den Gemüseeintopf, können Sie ganz leicht zubereiten und abwandeln, je nach Lust, Laune und Jahreszeit. Außerdem lässt sich so ein Eintopf gut einfrieren, sodass Sie immer ein schnelles Essen zur Verfügung haben. In 1 ½ Liter Wasser geben Sie geputztes und in Würfel geschnittenes Gemüse, beispielsweise: 1 Bund Suppengrün, 2 Paprikaschoten, 1 Zucchini, 1 Zwiebel. Oder einfach 1 großen Beutel Tiefkühlsuppengemüse. Dazu kommen 200 Gramm Kartoffeln, ebenfalls in Würfeln. Mit 1 Esslöffel Tomatenmark, Gemüsebrühe, Paprikapulver, Salz und Pfeffer abschmecken. Wer es gern schärfer mag, nimmt noch etwas Chili. Und zum Schluss: Viel frische Petersilie!

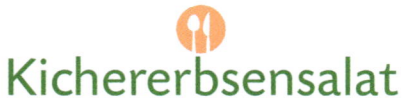

Kichererbsensalat

Kichererbsen werden bei uns leider immer noch viel zu selten zum Kochen verwendet. Aus ihnen lassen sich Köstlichkeiten wie Hummus und Falafel zaubern. Sie sind nicht nur lecker, sondern auch gesund: In ihnen stecken jede Menge Proteine, Mineralstoffe und Spurenelemente. Außerdem sind sie reich an B-Vitaminen und Ballaststoffen.

Zutaten für 2 Portionen

1	*große Dose Kichererbsen*
1 Bund	*frischer Koriander*
1 TL	*Garam Masala (indische Gewürzmischung)*
1	*Paprika*
2	*Tomaten*
1	*Zwiebel (rote Zwiebeln sehen besonders toll aus)*
1	*Zitrone, ausgepresst*
1 Pck.	*Schafskäse oder Feta*
1 Bund	*Dill*
1 TL	*Olivenöl*
	Etwas Essig und Agavendicksaft (etwas Zucker geht auch)
	Kreuzkümmel und gemahlener Ingwer nach Belieben
	Salz und Pfeffer

Alle Zutaten vorsichtig miteinander vermengen. Besonders gut schmeckt der Salat, wenn er ein paar Stunden durchgezogen ist.

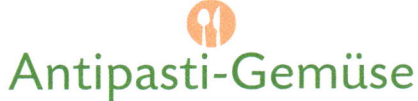

Antipasti-Gemüse

Genießen wie beim Italiener um die Ecke

Sie werden überrascht sein, wie einfach und lecker diese Art der Zubereitung ist. Sie eignet sich auch bestens für größere Feste und tolle kalte Büfetts. Im Kühlschrank ist das Gemüse einige Tage haltbar.

Sie verwenden einfach Ihr Lieblingsgemüse (z. B. Zucchini, Möhren, Pilze oder Paprika) und schneiden es in grobe Stücke.

Für ein ganzes Blech benötigen Sie ungefähr (zusätzlich zum Gemüse)

1/2 Tasse	*Olivenöl*
1/2 Tasse	*Balsamicoessig*
2	*Knoblauchzehen*
	Salz, Pfeffer

Die Zutaten mit einem Schneebesen verrühren, die einzelnen Gemüsesorten auf das Backblech geben und mit der Marinade übergießen.

Den Backofen auf 180 °C (Umluft) vorheizen, dann das Blech mit dem Gemüse hineinschieben. Für 10 Minuten die Temperatur halten, danach den Backofen abschalten. Das Gemüse bleibt aber im Ofen. Eine Stunde warten. Fertig!

Dieses Gemüse schmeckt köstlich »einfach so«, aber auch mit einem leckeren Dipp, beispielsweise dem Quarkdipp von Seite 89.

Spitzkohlsalat mit Curry-Mango

Zutaten für zwei Portionen
- *350 g Spitzkohl*
- *2 EL Öl (z. B. Olivenöl, Hanföl, Mohnöl)*
- *1 kleine Mango*

Für das Dressing
- *2 EL Zitronensaft*
- *125 g Joghurt*
- *1 rote Chilischote*
- *2 TL Curry*
- *Meersalz, Pfeffer*

Für das Dressing Zitronensaft, Joghurt, klein gehackte Chili und Curry verrühren, mit etwas Salz und Pfeffer abschmecken.

Den Spitzkohl waschen, vierteln, putzen und in feine Streifen schneiden. In einer großen Schüssel mit dem Öl durchkneten. Das Dressing dazugeben und gut mischen.

Die Mango schälen, das Fruchtfleisch vom Stein lösen, in Würfel schneiden und unter den Spitzkohl geben.

Info: Wenn Ihnen die Chilischote zu scharf ist, lassen Sie sie weg oder verwenden nur ein klein wenig Chilipulver. Gut schmeckt das Dressing zum Spitzkohlsalat auch, wenn Sie den Zitronensaft durch Orangensaft ersetzen oder etwas Senf dazugeben.

Naschen – das kleinere Übel

Es ist völlig normal, dass der kleine Hunger manchmal stärker ist als alle guten Vorsätze. Regelmäßige Mahlzeiten (z. B. drei am Tag) mit Vorspeise (z. B. Gemüsesuppe), Hauptgericht und Nachtisch können da oft schon ein wenig vorbeugen. Wer sich überdies vollwertig ernährt, macht die Erfahrung, dass Heißhungerattacken auf bestimmte Snacks – salzig, süß, schokoladig – weniger überwältigend daherkommen. Wenn Sie trotz allem nicht widerstehen können, haben Sie immerhin die Wahl: Ist es das Bedürfnis nach Salzigem? Dann wäre selbst gemachtes salziges Popcorn besser als Fertigsnacks. Wenn es darum geht, etwas Knackiges im Mund zu zerbeißen, sind Nüsse, eventuell fettfrei in der Pfanne angeröstet mit einem Spritzer Sojasoße, weitaus gesünder als entsprechende Fertigprodukte. Wenn Sie einfach nur Lust auf Kauen haben, essen Sie Karotten. Geht es um Süßes? Wählen Sie eine dunkle Schokolade mit Nüssen oder Mandeln. Manchmal ist auch ein Stück frisches, saftiges Obst das Richtige. Also: Zunächst kurz in sich gehen und hineinspüren: Worauf habe ich Lust, was ist es? Augenhunger, Nasenhunger, Mundhunger, Bauchhunger … kalt, warm, flüssig, fest, knackig, cremig, salzig, süß, scharf … Wenn Sie das herausgefunden haben, überlegen Sie, welche Alternative zum herkömmlichen Snack ebenso zufriedenstellend sein könnte.

Und dann gönnen Sie es sich! Hier ein paar Ideen, bitte erweitern Sie die Liste mit Ihren persönlichen Favoriten:
+ ein Stück frisches Obst
+ Gemüsechips
+ Popcorn (selbst gemacht mit wenig Zucker oder Salz)
+ dunkle Schokolade
+ Walnüsse oder Cashewkerne
+ Joghurt/Quark/Hüttenkäse mit Vollkornhaferflocken oder Kleie und Obst
+ Puffreis-Taler (Natur, mit Paprikapulver oder mit Kräutern)

Was immer geht, ist geschnittenes Gemüse (Tipp: Minigurken, Minikarotten oder Cocktailtomaten).

Zum guten Schluss

Zusammengefasst lässt sich sagen, dass Typ-2-Diabetiker so sehr von Bewegung, gesunder Ernährung und gesundem Lebensstil profitieren, dass sie oft mit weniger Medikamenten auskommen können. Dieses Wissen ist deshalb so bedeutsam, weil die Zahl der Diabetiker weiterhin immens wächst; der Anteil an Übergewichtigen ebenso. Der überwiegende Teil (80 bis 90 Prozent) der Typ-2-Diabetiker ist übergewichtig. Die gute Nachricht: Bereits 4 bis 5 Kilogramm abnehmen senkt das Diabetes-Risiko um 50 Prozent! Aber: Engagierte Einzelmaßnahmen greifen oft nur kurzfristig. Die Diät wird durchgezogen, doch danach ist schnell alles wieder beim Alten, oder, noch frustrierender, die Waage zeigt nach kurzer Zeit noch mehr an als vor der Diät. Oder es wird intensiv Sport gemacht, aber nach ein paar Wochen verpufft die Energie, und man kann sich zu gar nichts mehr aufraffen. Deshalb: Bewegung in den Alltag einbauen, das heißt, den Alltag per se bewegter gestalten. Ernährung insgesamt genussvoll umgestalten, mehr Frisches, Selbstgekochtes, Vegetarisches. Darüber hinaus unterstützen Sie sich mit besonderen Maßnahmen und schenken auch der Seele Aufmerksamkeit. Lernen Sie, sich Ausgleichsmöglichkeiten zu schaffen, sich selber wichtig zu nehmen, sich zu pflegen und sich Gutes zu tun. Kleine Veränderungen bewirken oft viel mehr, als man denkt, vor allem deshalb, weil sie mittel- und langfristig beibehalten werden können.

Gesünder leben heißt am Ende des Tages meist auch: besser leben, mehr Lebensqualität erfahren.

Alles Gute auf Ihrem Weg dorthin wünschen Ihnen

Ihre Autoren
Sabine Pork und Mario Althaus

Weiterführende Informationen

Sollten Themen in diesem Buch für Sie nicht ausreichend besprochen worden sein, oder Sie sind einfach neugierig auf eine Vertiefung zum Thema Diabetes? Schauen Sie doch einfach auf den folgenden Websites nach:

> www.diabetesde.org/
> www.diabetes-ratgeber.net/
> www.menschen-mit-diabetes.de/
> www.diabetikerbund.de/

Und bitte: Lassen Sie sich nicht von irgendwelchen Meldungen oder Anzeigen im Internet verunsichern. Informieren Sie sich am besten immer nur auf den offiziellen Internetseiten. Ansonsten beantwortet auch Ihr Behandlungsteam gerne Ihre Fragen.

Informationen bezüglich Naturheilverfahren erhalten Sie u. a. bei den Geschäftsstellen der Kneipp-Vereine. Einfach Kneipp-Verein und Ihre Stadt/Ihren Landkreis in eine Suchmaschine eingeben.

Für Sport- und Bewegungsangebote sind die Landkreis- und die Stadtsportbünde und auch Ihre Krankenkasse gute Ansprechpartner.

Auch die Familienbildungsstätten und Volkshochschulen bieten vielfältige Möglichkeiten im gesundheitsbezogenen Bereich.

Vererbung spielt bei einigen Diabetesarten eine Rolle. Es ist aber schwierig, hier Voraussagen zu machen. Fragen Sie am besten Ihr Behandlungteam, ob nahe Verwandte ebenfalls betroffen sein könnten. Auf der Website www.diabetesstiftung.de finden Sie einen Fragebogen, mit dessen Hilfe das Diabetes-Risiko für die nächsten zehn Jahre errechnet werden kann.

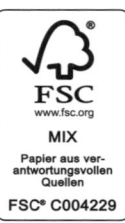

Besuchen Sie uns im Internet: www.mens-sana.de

Originalausgabe März 2018
© 2018 Knaur Verlag
Ein Imprint der Verlagsgruppe Droemer Knaur GmbH & Co. KG, München
Redaktion: Dr. Ulrike Strerath-Bolz
Vignette Lebensbaum: iStockphoto / venimo
Fotos, Dekoelemente und Hintergründe: Shutterstock.com
Covergestaltung: atelier-sanna.com, München
Coverabbildung: iStock.com / venimo
Innengestaltung und Satz: atelier-sanna.com, München
Druck und Bindung: Uhl, Radolfzell
ISBN 978-3-426-65816-1

5   4   3   2   1